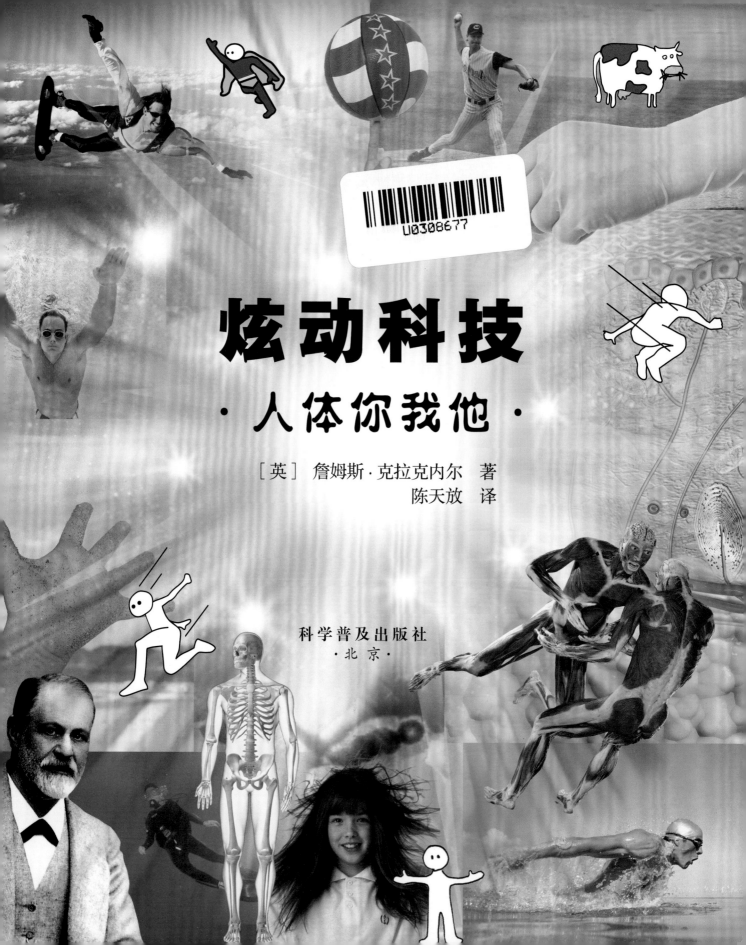

炫动科技
·人体你我他·

［英］ 詹姆斯·克拉克内尔　著

陈天放　译

科学普及出版社
·北京·

骨骼系统

试着想象一下如果没有骨头，你的身体会是什么样。你可能变成一堆松松垮垮没有形状的东西！骨骼，或者说骨骼系统的作用是为人体定型并支撑身体。人体的骨骼系统由 206 块骨头组成，骨骼还可以保护重要器官，例如你的心脏和大脑。骨头和骨头连接的地方叫做关节，有了关节人体才可以灵活地运动。

前面

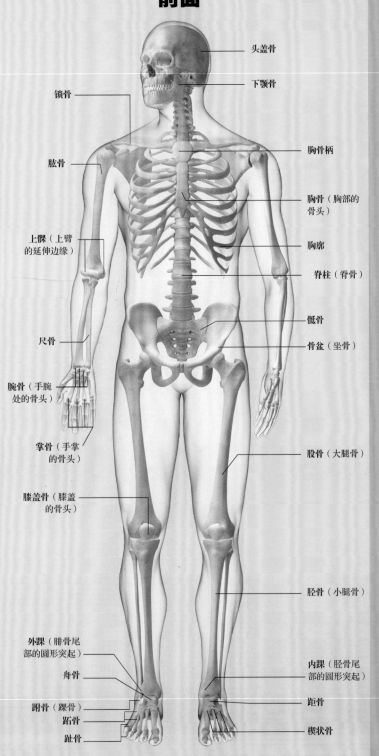

头盖骨

下颚骨

锁骨

肱骨

上髁（上臂的延伸边缘）

尺骨

腕骨（手腕处的骨头）

掌骨（手掌的骨头）

膝盖骨（膝盖的骨头）

外踝（腓骨尾部的圆形突起）

舟骨

跗骨（踝骨）

距骨

趾骨

胸骨柄

胸骨（胸部的骨头）

胸廓

脊柱（脊骨）

骶骨

骨盆（坐骨）

股骨（大腿骨）

胫骨（小腿骨）

内踝（胫骨尾部的圆形突起）

距骨

楔状骨

后面

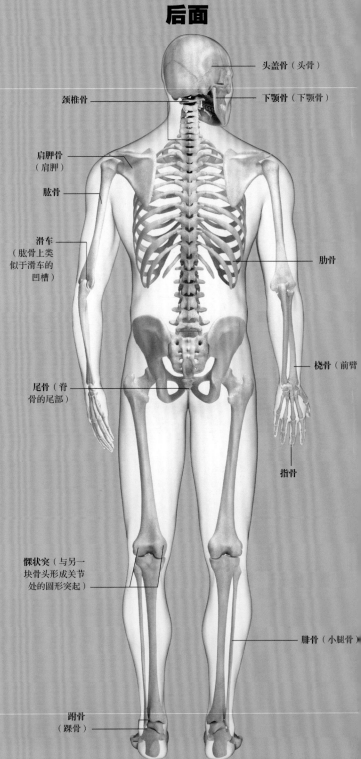

头盖骨（头骨）

颈椎骨

下颚骨（下颚骨）

肩胛骨（肩胛）

肱骨

滑车（肱骨上类似于滑车的凹槽）

尾骨（脊骨的尾部）

肋骨

桡骨（前臂）

指骨

髁状突（与另一块骨头形成关节处的圆形突起）

腓骨（小腿骨）

跗骨（踝骨）

肌肉系统

　　肌肉系统包括 650 多块骨骼肌，占身体重量的一半以上。肌肉负责实施人体的每一项活动。由纤维构成的肌肉通过收缩使心脏泵血，使肺叶呼气、吸气，使人体的其他部分运动起来。

前面

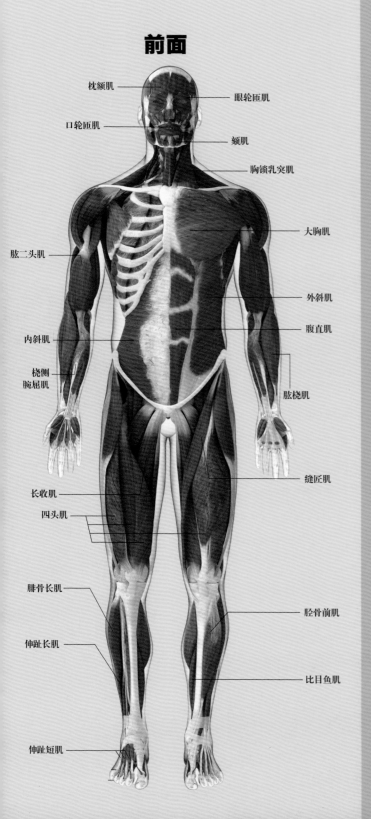

- 枕额肌
- 眼轮匝肌
- 口轮匝肌
- 颊肌
- 胸锁乳突肌
- 大胸肌
- 肱二头肌
- 外斜肌
- 腹直肌
- 内斜肌
- 桡侧腕屈肌
- 肱桡肌
- 缝匠肌
- 长收肌
- 四头肌
- 腓骨长肌
- 胫骨前肌
- 伸趾长肌
- 比目鱼肌
- 伸趾短肌

后面

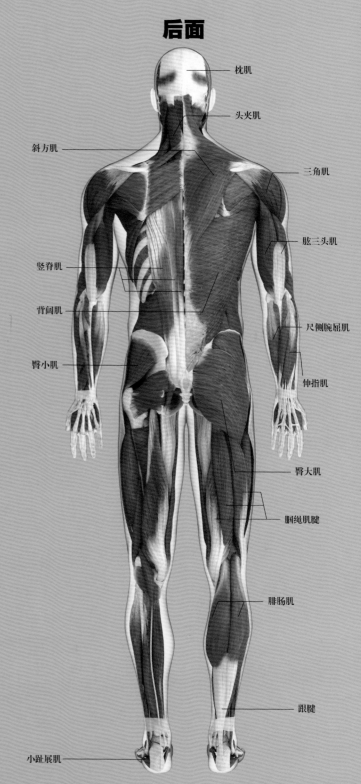

- 枕肌
- 头夹肌
- 斜方肌
- 三角肌
- 肱三头肌
- 竖脊肌
- 背阔肌
- 尺侧腕屈肌
- 臀小肌
- 伸指肌
- 臀大肌
- 腘绳肌腱
- 腓肠肌
- 跟腱
- 小趾展肌

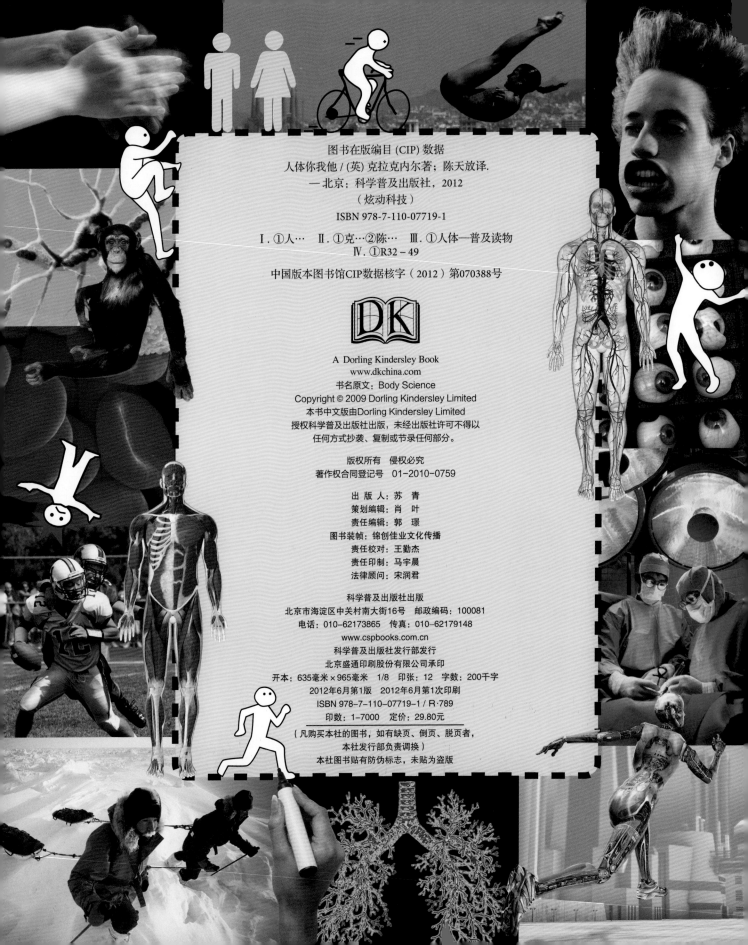

图书在版编目（CIP）数据

人体你我他 / (英)克拉克内尔著；陈天放译.
—北京：科学普及出版社，2012
（炫动科技）
ISBN 978-7-110-07719-1

Ⅰ.①人… Ⅱ.①克…②陈… Ⅲ.①人体—普及读物
Ⅳ.①R32-49

中国版本图书馆CIP数据核字（2012）第070388号

DK

A Dorling Kindersley Book
www.dkchina.com
书名原文：Body Science
Copyright © 2009 Dorling Kindersley Limited
本书中文版由Dorling Kindersley Limited
授权科学普及出版社出版，未经出版社许可不得以
任何方式抄袭、复制或节录任何部分。

版权所有　侵权必究
著作权合同登记号　01-2010-0759

出　版　人：苏　青
策划编辑：肖　叶
责任编辑：郭　璟
图书装帧：锦创佳业文化传播
责任校对：王勤杰
责任印制：马宇晨
法律顾问：宋润君

科学普及出版社出版
北京市海淀区中关村南大街16号　邮政编码：100081
电话：010-62173865　传真：010-62179148
www.cspbooks.com.cn
科学普及出版社发行部发行
北京盛通印刷股份有限公司承印
开本：635毫米×965毫米　1/8　印张：12　字数：200千字
2012年6月第1版　2012年6月第1次印刷
ISBN 978-7-110-07719-1 / R·789
印数：1-7000　定价：29.80元

（凡购买本社的图书，如有缺页、倒页、脱页者，
本社发行部负责调换）
本社图书贴有防伪标志，未贴为盗版

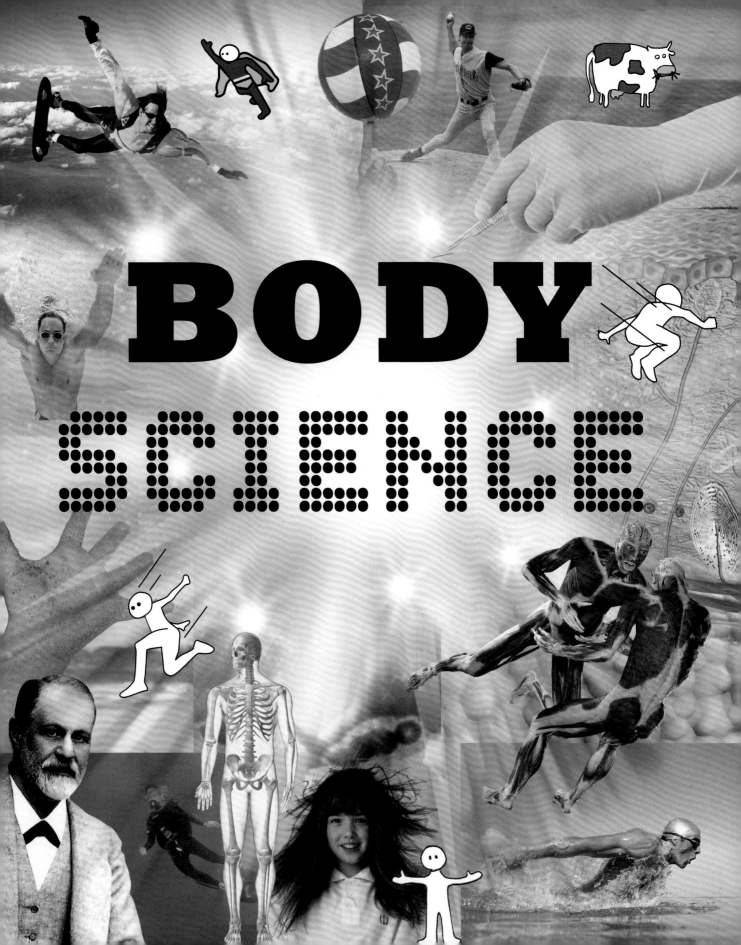

目录

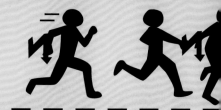

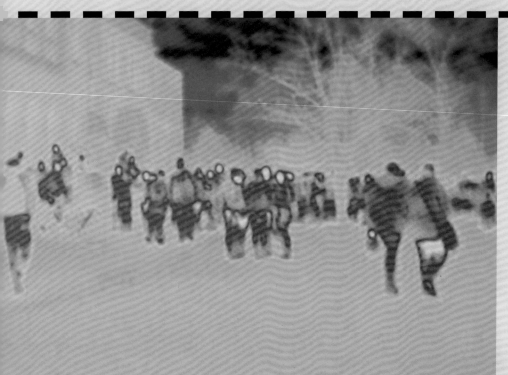

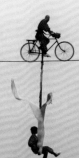

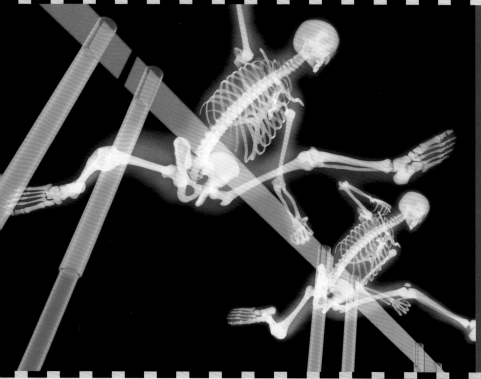

3 运动

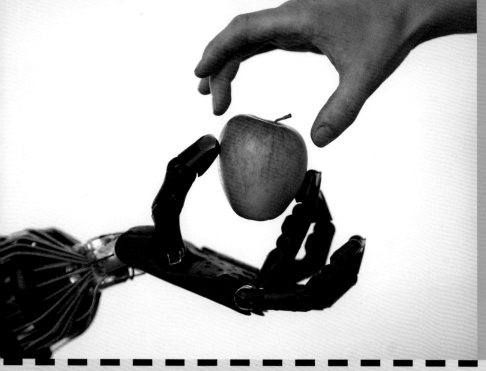

4 未来

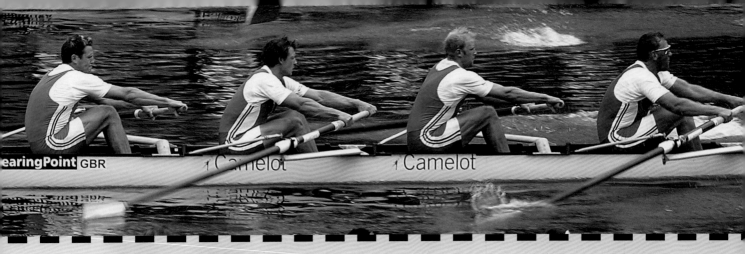

前 言

　　如果你可以拥有世界上最奇妙的机器，那会是什么呢？是詹姆斯·邦德最新的汽车、宇宙飞船、喷气式飞机、潜水艇？还是一台超级计算机？其实这个东西我们每个人已经拥有了——那就是我们自己的身体。

　　人类的身体可以达到其他机器只能在梦中（如果它们可以做梦的话）才能拥有的功能。我们登上了珠穆朗玛峰；我们可以以 43.5km/h 的速度奔跑；我们可以潜入 200 米深的海底。我们可以在撒哈拉沙漠和典型的热带雨林中生存；我们可以适应南极和北极的极地环境；我们可以打败疾病甚至自己拯救自己。我们不能飞，但是可以利用我们的超级计算机——大脑——制造可以代替我们飞翔的机器，甚至制造出可以带我们飞到月球的机器。

　　尽管人体是一台超级机器，但是我们除了要遵循生物规律外，也受科学定律的控制。我们不能飞（或者不能跳跃到我们希望的高度）的原因就是因为地球引力，更准确地说，是因为重力。有时我们不得不接受这些令人沮丧的事实。但是不要气馁，因为人类对于地球来说是如此的年轻——与 40 亿年前最早的地球生命相比，人类出现至今还处于婴儿时期。

　　科学一直在影响着我们的身体。从根本上说，我们是一个活的试验品。所有影响地球的事物都会作用在我们的身体上，我们也能通过身边的世界更多地了解自己。如果没有太阳和水提供的能量，空气中没有可以供我们呼吸的氧气，我们的星球以及我们自己根本无法生存。

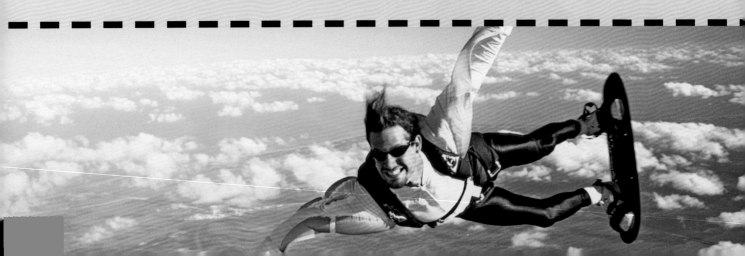

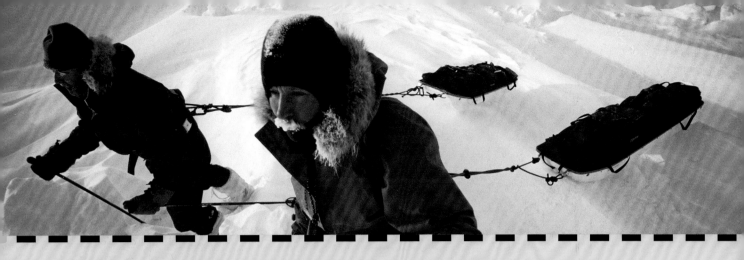

　　了解身体的工作原理是一个庞大的课题，不过本书将它分解成若干个小课题，以便于理解。书中没有令人讨厌的生物图表！相反地，每件事都通过大量的事例以清楚、有趣的方式进行说明。我保证你翻开的每一页都会看到令你感到震惊的关于人体的事实。事实上，我们都是活着的超人：我们的骨骼比水泥还要结实，它们储存了可以毒害人体的有害金属元素，如果骨头断裂了，它们会重新结合在一起，并且比之前更结实。难以置信吧！

　　我们会为你介绍每块骨骼的走向以及身体组成部分是怎么连接在一起的基本知识，你还要学习在不同的情况下身体反应的方式并了解其原因。奥运会开始的时候我感到紧张，因此我的大脑指导我的神经系统释放肾上腺素来缓解紧张；我的呼吸频率加快以此提高血液中的氧气水平；氧气和葡萄糖（能量）进入肌肉和大脑，增加内啡肽含量来缓解疼痛。我的身体准备好应对任何事。发生的这一切都是因为我紧张。

　　我们还要探讨极限运动的科学原理，哪些训练方式会导致身体畸形，还会通过了解法医学、仿生学、身体部件重塑以及克隆等方面的知识来研究人体科学的未来发展方向。

　　最重要的一点是享受并保护好你的奇妙机器，我们希望这本书可以让你更加了解和喜欢它，并且让它更好地融入世界。

　　祝开心！

James Crackell

——詹姆斯·克拉克内尔

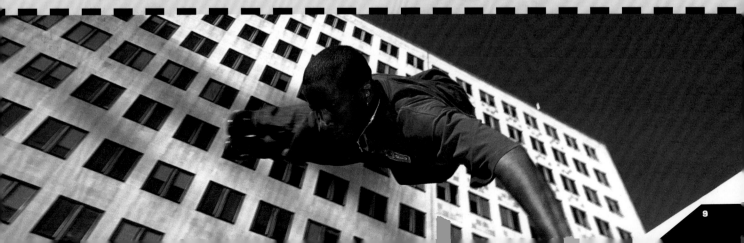

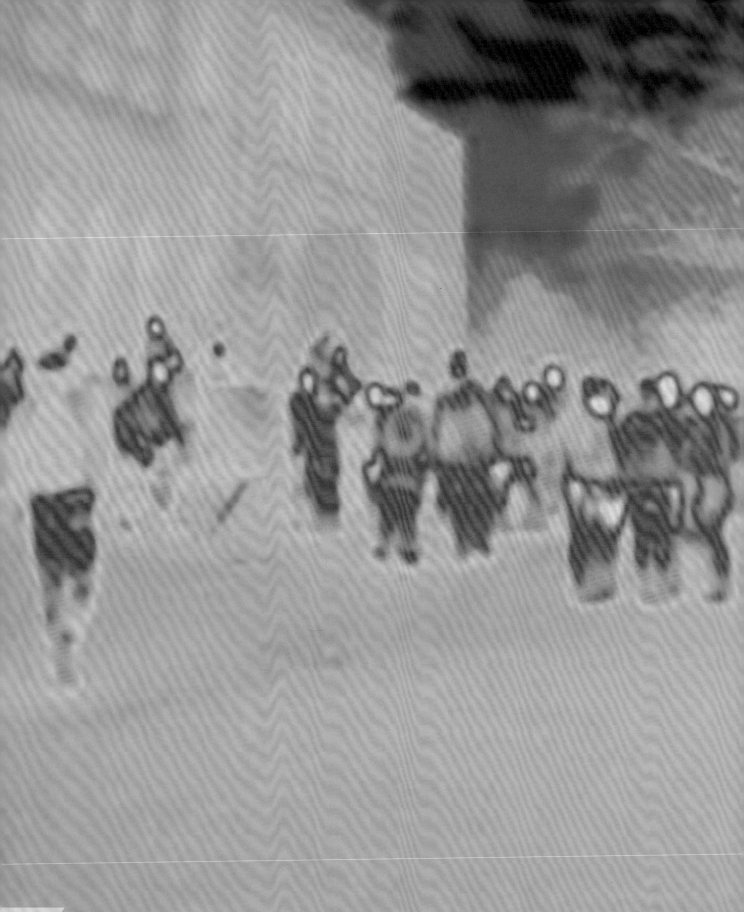

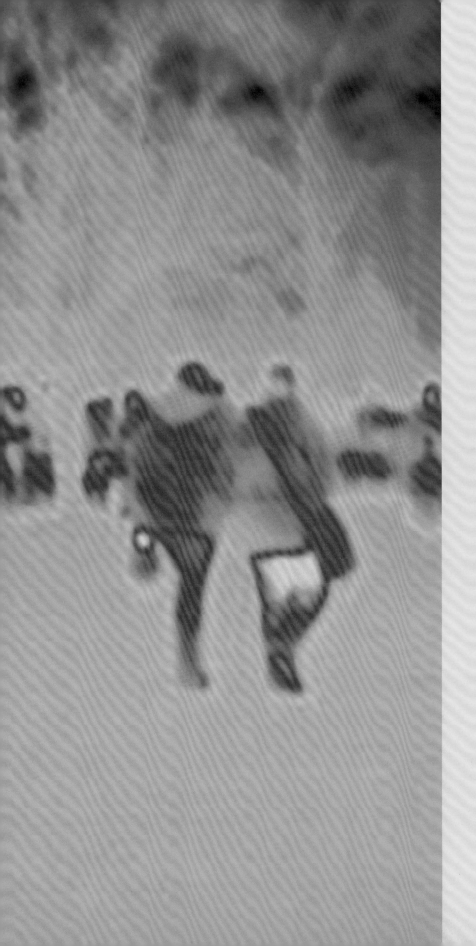

能量无处不在。没有能量，什么事都做不了。清晨不会有光亮，我们也不能淋浴，更别提烤面包了。

对我们大部分人来说，能量是一些能让生活变得更方便的小发明或小玩意儿。但是能量对生活却至关重要。你的身体是一台机器，人的生存、运动和生长都需要能量。

像燃料可以使发电站正常运转一样，食物为你提供做任何事的能量。但是食物的能量来自哪里呢？在接下来的内容里，我们就来看一看能量是从哪里来的，身体是怎样源源不断地利用能量工作的

能

量

地球生命的一年

人类的历史犹如白驹过隙，极其短暂。科学家认为地球有 46 亿年的历史，而有生命出现至今只有 40 亿年。这几十亿年发生了什么一直是个谜……

1月

没有生命。地球是一个贫瘠、没有生命的宇宙岩石块。

46 亿年前……

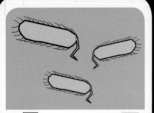

2月　　14日

最早的生命形式出现了——被称为**原核生物**的单细胞。

38 亿年前……

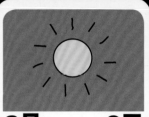

3月　　2日

细胞开始利用阳光制造能量——被称为**光合作用**。

36 亿年前……

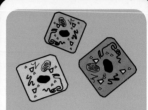

5月　　30日

出现了更多的多细胞**真核生物**。

27 亿年前……

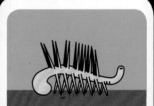

11月　　16日

原始的**无脊椎动物**沿着海滩爬行。

5.5 亿年前……

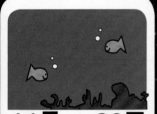

11月　　20日

宽广的海洋里开始出现了**鱼和珊瑚**。

5 亿年前……

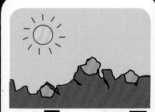

11月　　25日

第一株**苔藓类植物**开始在岩石的表面上生长。

4.3 亿年前……

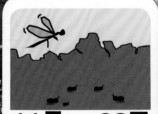

11月　　28日

昆虫出现了——先是在陆地上爬行然后就能在空中飞了。

4.1 亿年前……

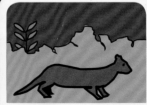

12月　　14日

第一只**哺乳动物**开始在陆地上散步了。

2.1 亿年前……

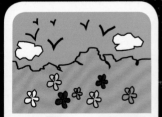

12月　　18日

天空布满了小鸟，陆地上第一次种植了鲜花。

1.5 亿年前……

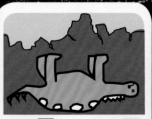

12月　　25日

恐龙退出了生命舞台。是因为陨石降落还是因为一种疾病呢？

6500 万年前……

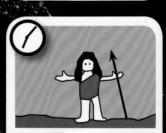

12月　　31日

晚上 7 点 09 分，第一批**人类**（早期人种）在地球上行走。

250 万年前……

科学发现倒计时

哇！很多事情都在一年中发生。但是直到最后 20 秒钟，科学发现才取得了实质的进展。随着新一年的开始，我们来看看科学发现倒计时吧！

20 秒前……

阿那克西曼德认为地球是漂浮在宇宙中的曲线状物体（前 550 年）
古希腊一些想法奇特的人开始思考物质的本性（前 450 年）
阿基米德洗澡的时候发现了浮力（前 250 年）
古希腊人用阴影测量地球的大小（前 240 年）

10 秒前……

波斯科学家阿尔哈编写了第一部关于光学的书（1000 年）
中国人能够辨别方向并且发明了指南针（1040 年）
格罗斯泰斯特提出了科学方法的价值（1215 年）

5 秒前……

哥白尼认为地球是绕着太阳公转的（1543 年）
罗伯特·波义耳开始了对化学元素的讨论（1661 年）
牛顿发现了运动定律（1687 年）
富兰克林利用风筝证明闪电是一种电（1752 年）
卡文迪什证明水不是一种元素（1784 年）
托马斯·杨发现的光波启发了所有人（1803 年）

1 秒前……

达尔文和华莱士编写了物种进化论（1858 年）
巴斯德提出疾病细菌理论（1861 年）
门捷列夫绘制了元素周期表（1869 年）
罗德·瑞利揭示了天空为什么是蓝色的（1871 年）
伦琴发现了 X 射线（1895 年）
兰德斯坦纳指出了基本的血型（1902 年）
阿尔伯特·爱因斯坦发表了第一篇关于相对论的论文（1905 年）
汤姆·摩根研究遗传学和染色体（1926 年）
勒梅特提出了大爆炸理论（1927 年）
编程计算机问世（1943 年）
第一枚核弹降落在广岛（1945 年）
DNA 双螺旋结构被发现（1953 年）
人类的一小步：登月第一人（1969 年）
啊，多莉！第一只克隆哺乳动物（羊）诞生（1996 年）
互联网进入了平民百姓家（1998 年）
人类基因密码被破译（2003 年）

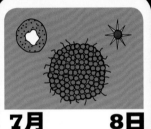

7月 8日

第一个以海藻形式进化的**多细胞生命**出现。

17 亿年前……

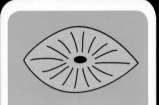

11月 14日

第一个**凝胶状的海洋动物**诞生了。

6.3 亿年前……

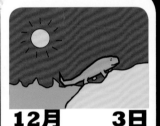

12月 3日

动物从海洋中爬出来，第一个**两栖动物**进化了。

3.6 亿年前……

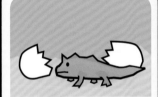

12月 7日

第一只陆地**爬行动物**诞生了。

2.9 亿年前……

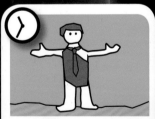

12月 31日

晚上 11 点 36 分，**人类**的样子和我们今天的外貌很相似了。

25 万年前……

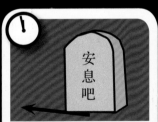

12月 31日

晚上 11 点 57 分，早期人种里最后的一支人种——**尼安特人**灭绝了。

2 万 5 千年前……

太阳能

太阳距离地球大约有 1.5 亿千米。

太阳能听起来像是一项最近的发明，但事实并非如此。自从宇宙诞生就有了太阳能，几乎所有地球生物的能量都源于太阳。

太阳是一个燃烧氢气的大火球，太阳的中心温度高达 **1 千万摄氏度！** 这样的高温还伴有可以引起数以百万计的核反应的高压。

阳光能量厂

太阳是地球的能量工厂。太阳每秒可以生产大约 500 万吨的纯能量。这些能量以阳光的方式进入太空。其中的一部分会到达地球，这些阳光被植物吸收后可以转化成燃料。人类不能直接转化太阳能所以我们需要将它们转化成我们能利用的能量形式。这和给你心爱的玩具找到形状匹配的电池一样，人体要工作也需要找到合适的能量类型——化学能量。

地球上的大气层可以减少太阳光线密度。穿过大气层的阳光才可以转化成有用的能量。

阳光

阳光是怎样转化成化学能量的呢？

 一个很棒的过程叫做**光合作用**可以让植物吸收阳光，然后将其转化成植物可以利用的化学能量。

二氧化碳

光合作用的有益副产品是氧气。

氧气

植物从土壤中吸取水分，从大气中吸收二氧化碳，这样才能将阳光的能量转化为糖（葡萄糖）。

多余的糖分储存在种子、根和果实中，等待我们收获。

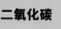 水

水 + 二氧化碳 + 阳光 = 氧气 + 化学能

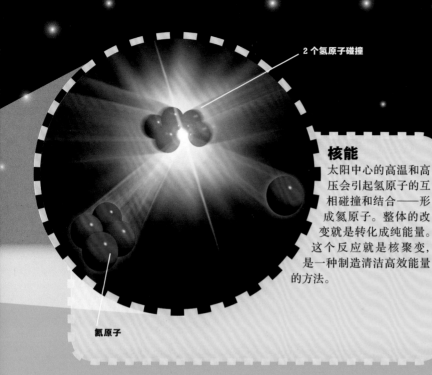

2 个氢原子碰撞

氦原子

核能
太阳中心的高温和高压会引起氢原子的互相碰撞和结合——形成氦原子。整体的改变就是转化成纯能量。这个反应就是核聚变，是一种制造清洁高效能量的方法。

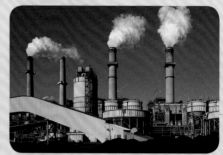

家庭能源 在家使用的电能也基本来源于太阳。大的发电站是燃烧化石燃料的，*化石燃料*是在几百万年前吸收太阳能量的植物的残骸。

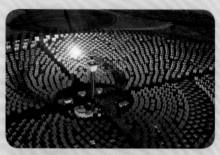

可再生能源 化石燃料是取之有尽的，而且还会污染大气层。所以科学家们花费大量的时间研究可再生能源。太阳能板和风力涡轮机可以利用太阳光线及其对天气的影响来制造能量（而且污染很小）。

阳光经过 8.5 分钟就能到达地球。它以 299792 千米／秒的速度移动。

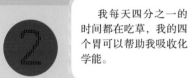
我每天四分之一的时间都在吃草，我的四个胃可以帮助我吸收化学能。

人类学会如何用不同的植物做出新的食物，比如面包、蛋糕和糖果。人类不单单靠食用植物来获取化学能量。人类还吃肉，我们可以通过食用吃草的动物来吸收太阳能。

人类需要能量才能生存，从呼吸到思考，从活动到吃东西都需要能量。我们需要氧气的帮助才能将储存的化学能量变成可以让我们活动的能量（动能）。

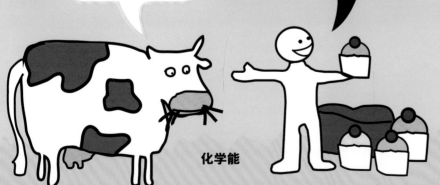

动能

化学能

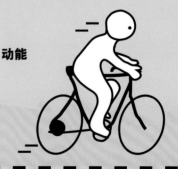

化学能 + 氧气 = 二氧化碳 + 水 + 动能

能量让身体动起来

能量是用来工作的。没有能量，身体什么都做不了。那么能量是怎样完成工作的呢？好吧，观察能量运作最好的方式就是将它看做货币。跟货币可以让世界运转一样，能量也可以让你的身体运转起来。

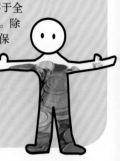

人体银行

人吃进去的能量可以储存于全身，就像把钱存进银行里一样。除非你消耗能量，否则它会一直保存在身体里什么都不做。这些能量通常以化学能的形式储存。

能量有一个很惊人的特性就是总量不会改变。它不会消失，只会改变形式，就像现金不停转手一样。

投资
摄入食物储存化学能

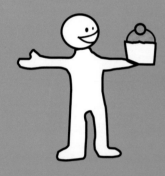

我们吃的食物含有化学能，这种能量恰好是我们身体工作需要的能量类型。我们通过摄入食物来为身体*储存*能量，就像把钱存入银行。所有我们不使用的化学能都将被储存起来，等到将来的活动需要它时，这些能量可以转化为不同的能量流。

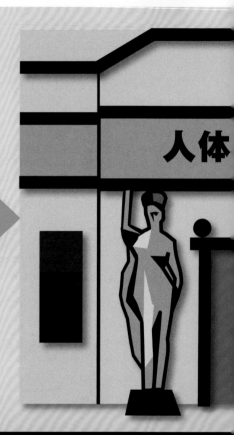

人体

能量货币

有几种不同种类的能量——如同世界各地使用不同的货币。当你外出度假时，可以将一种货币兑换成另一种货币。能量也是这样的。

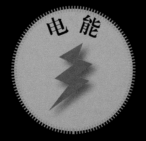

电能是一种快速有效的能量形式。我们的大脑和神经需要一种电为全身传递信息。

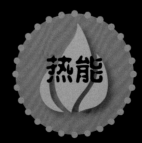

热能是由粒子的移动而产生的。粒子移动的速度越快，其本身的温度就越高。在人体中，热能通常是能量转化过程的副产品。

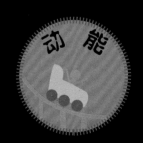

动能是一种运动能量。某个物体移动的速度越快，它拥有的动能就越多。人体能将化学能转化为动能。

人体银行账户

身体中有两种能量储蓄账户。两个账户都接受你储存的能量，但是取走能量的方式却大不相同。身体做不同的活动需要使用不同的能量储蓄账户。

有氧账户

有氧账户的客户是耐心稳定的投资者。此账户中的能量释放缓慢，而且需要氧气的参与，但是可以提供更丰厚的回报，释放的能量可以使用得更长久。

厌氧账户

厌氧账户的客户是快速爆发型的购买者。他们需要很快得到能量，但不巧的是这些能量不能持续很久，只能在短时间内提供。

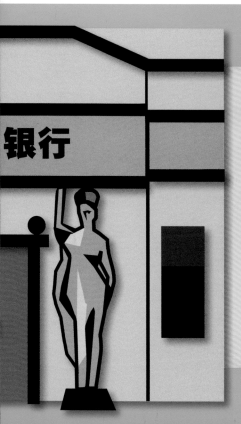

银行

消费
体力活动需要动能

身体要做很多工作。从大脑思考、肺部呼吸到心脏跳动，这些都需要能量。除了这些还有所有我们想做的体力活动。幸运的是，我们不需要在工作的时候吃东西，身体会将之前储存的化学能取出，然后转化为动能。能量转化率并不是百分之百的，因为一部分能量还会转化为热量。

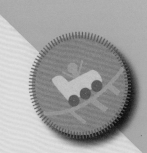

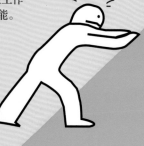

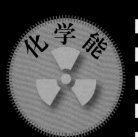

化学能是储存在分子中的能量。很多植物利用光合作用留住这些能量。食物和石油中的化学能含量很高。

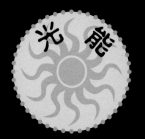

光能来源于天体，例如我们的太阳。光以惊人的速度运转，可以到达很远的距离。不过人体不能直接利用光能。

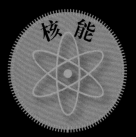

核能　当微小的粒子、原子分裂或聚合在一起时，就会产生核能。它可以释放巨大的能量。人体不能利用这种形式的能量。

现金能量　身体细胞使用储存在身体中的化学能来完成各自的工作。为此，细胞需要将化学能转化成它们可以使用的能量形式。与使用简陋的机器取钱不一样，它们利用细胞的呼吸作用将储存的化学能量转化为 ATP（三磷酸腺苷）——每个细胞都可以使用的原能量。

人体 物质

你的周围都是物质。 每个物体都是由物质构成的。物质有三个主要的状态——**固态、液态和气态**。每种状态的物质都受能量的影响并表现出不同的活动特点。这些特性使它们在人体中担任不同的角色。

人的身体是由物质的各个状态构成的——固态、液态和气态。 它们一起合作使得我们的身体能顺畅地运转，就像一台非常协调的机器一样。

固体粒子紧紧地聚集在一起。粒子含有很小的能量，这种能量可以使固体显得结实、坚硬。

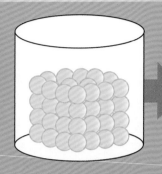

液体粒子含有更多的能量，可以自由流动。液体的形状与容器的形状保持一致。

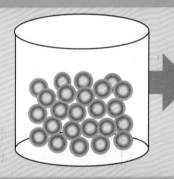

气体粒子含有的能量更多，所以彼此离得更远。它们想做的事就是逃跑。

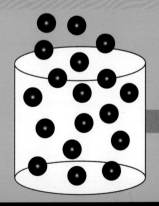

还有第四种物质状态……

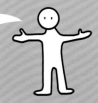

不同状态的**物质**有不同的属性。物质的状态取决于能量。物质可以通过释放或吸收能量（一般是热量）来转换状态。

固体

人体中的大部分固体都很坚硬，比如牙齿和骨骼，但是也有一些是软的，比如心脏和大脑。固体有固定的体积，不需外力的支持就可以自己保持形状，但是大部分都可以被粉碎、折断或切割。

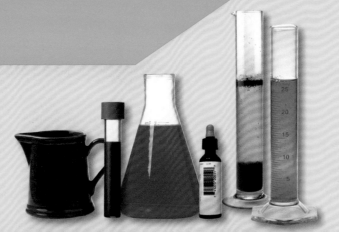

当液体冷却下来，它的粒子会失去能量，流动速度也慢下来，变得更加坚固。

冻结

融化

液体

液体是流动的，总想流走。虽然液体可以改变形状，它们的体积还是固定的。一些液体比其他液体更容易流动，这和黏度有关。举例来说，血液比水更黏稠。

当固体温度升高，它们获得更多的能量，粒子打破束缚变成液体。

当气体失去能量，速度会慢下来，粒子会粘在一起，变成液体。

液化

蒸发

气体

气体有扩张和漂浮的趋势。它们的形状和体积是不断变化的，与它们存在的空间有关。你吸入气体再从肺部排出气体，血液能带着气体走遍全身。

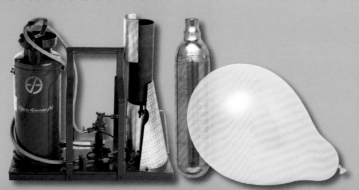

液体温度升高可以获得能量，粒子开始分离直到可以像气体粒子那样随意飘浮。

等离子

等离子是一种在极高温的条件下形成的气体。太阳就是一种天然的等离子体，但是等离子是可以人工制造的，可用于电视机屏幕和荧光灯泡中。等离子气体与一般气体的运动方式不同，因为它受电子和磁场的影响。

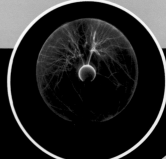

重要的气体

气体和能量总是并肩作战的。没有气体，人类很难生存，这是因为我们的呼吸需要气体，**而呼吸对生命至关重要**。为什么会这样呢？无论你是否相信，身体中的大部分能量都是没用的，是我们从食物中吸收的化学能。但是这种能量是受限制的，需要氧气的参与才能将这些能量释放出来，而且我们需要它时刻存在于血液中！以下就是它到达血液的过程。

> 一切都在我们的肺部工厂中进行，和我一起游进工厂瞧一瞧吧。

> 你的肺部的表面积大概有一个网球场那么大。

我们在一分钟之内大约要呼吸20次。

气体的优点之一是可以快速地移动和扩散。这表示它可以迅速进入人体细胞，帮助能量的释放。想象一下如果你吸进去的是固体或者液体，它们慢腾腾的粒子要花好几年的时间才能到达细胞。这种情况会让你动作非常迟缓——不像吸入气体的人跑得那么快！

每分钟吸入的气体量以升为单位计算。

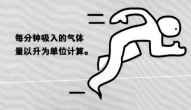

高强度奔跑——150升/分钟

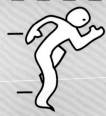

跑马拉松——90升/分钟

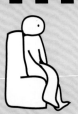

坐着——6升/分钟

我们的肺就像一个永不停歇的工厂。

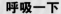

78%氮气
21%氧气

呼吸一下
一个人每分钟平均要呼吸 6 升的新鲜空气。但这些不全都是氧气！我们吸进去的是一种混合气体。两种主要成分是氧气和氮气。

你通过鼻子和嘴将**气体吸入**肺里。

二氧化碳

氧气

肺

你有两片肺叶， 分布在胸腔的两边。外观来看，它们是粉红色的，又湿又软，但是里面充满了细小的通气孔，像大树的树枝一样伸展出来。

气体会去哪儿呢？
通气孔的末端有大约 6 亿个微小的气囊（称为肺泡），这些肺泡隐藏在更细小的血管中（称为毛细血管）。当你吸入气体时，这些气囊会充满气体。当你呼出气体时，气囊会随之变空。

毛细血管

肺泡

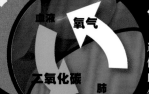

血液

氧气

二氧化碳

肺

气体扩散
一旦空气进入气囊，氧气（O_2）会通过血管壁进入血液，这个过程叫做气体扩散。与此同时，二氧化碳（CO_2）以相反的路径扩散——从血液中扩散到气囊中。你不需要二氧化碳，所以就把它们呼出体外吧！

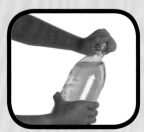

气体交换
气体可以从空气中进入液体（就像氧气从肺进入血液一样），或者从液体进入空气（比如二氧化碳从血液进入肺）。但是具体过程是怎样的呢？当你吸进气体的时候，肺里的氧气比血液里的多。氧气好像不喜欢这样，所以它努力地挤进血液寻找平衡。二氧化碳也有同样的想法，血液里的含量比肺里的高，所以它要回到肺里，这有点像碳酸饮料中的二氧化碳。不过饮料中的二氧化碳比空气中的含量多多了。所以当你打开瓶盖的时候，大部分的二氧化碳小气泡会冒出来！

充满水的身体

地球表面的四分之三都被水覆盖着。**我们的身体中大约有60%都是水分。**的确是这样，水无处不在。与阳光一样，水对地球上的生命也是至关重要的，但是它们的作用是什么呢？我们来看看这神奇的液体是怎样使我们对生命充满渴望的。

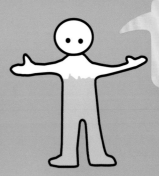

我体重的四分之三都是由水贡献的。它们是很重的！

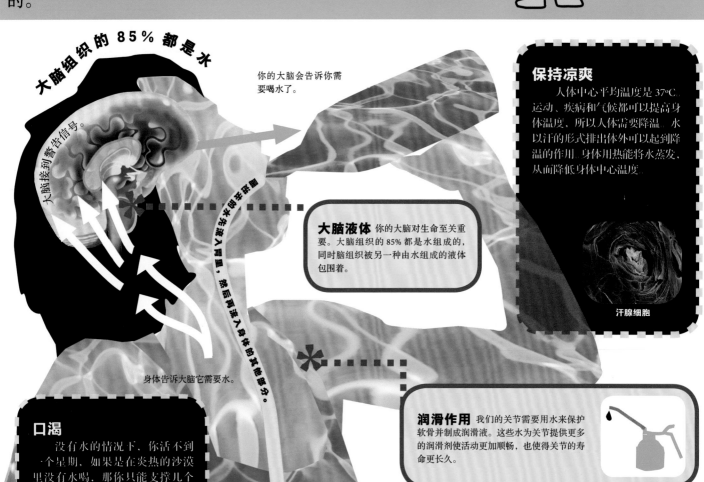

大脑组织的85%都是水

大脑接收到警告信号。

你的大脑会告诉你需要喝水了。

身体告诉大脑它需要水。

图告诉你水先进入胃里，然后再流入身体的其他部分。

保持凉爽

人体中心平均温度是37°C。运动、疾病和气候都可以提高身体温度，所以人体需要降温。水以汗的形式排出体外可以起到降温的作用。身体用热能将水蒸发，从而降低身体中心温度。

汗腺细胞

大脑液体 你的大脑对生命至关重要。大脑组织的85%都是水组成的，同时脑组织被另一种由水组成的液体包围着。

口渴

没有水的情况下，你活不到一个星期，如果是在炎热的沙漠里没有水喝，那你只能支撑几个小时。这种关乎生死的对水的需要在大脑里引起一种冲动，我们称为口渴，在身体开始脱水的时候会应激而生。身体会从不太重要的组织和体液中摄取水分，比如唾液，这也会让你觉得口干。遍布全身的传感器会检测含水量并在需要水的时候告诉大脑。

润滑作用 我们的关节需要用水来保护软骨并制成润滑液。这些水为关节提供更多的润滑剂使活动更加顺畅，也使得关节的寿命更长久。

血液 是由悬浮在血浆中的细胞组成的。血浆占血液的55%，大部分都是水。身体需要水来保持血液的容积，大概是5升。

能量 人体细胞能制造和利用原能量，水在原能量的制造过程中起着重要作用。水还要用来制成胃液，帮助分解食物以备能量转化之需。

再水化

    及时补充身体消耗的水是很重要的，尤其是在运动之后。很多运动饮料都含有钠盐和钾盐，身体中的这些物质会因为出汗而流失。这些饮料可以帮助身体细胞正常工作。

等渗

    这有助于使补充的水分流动得更快。它含有 20% 的果汁，可以给身体补充糖分和失去的一部分能量。

80% 水
20% 果汁

低渗

    它可以加快替换液体的流动速度并含有更多的水分。但它不能补充很多能量，是预防运动后脱水的最好方式。

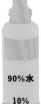

90%水
10% 果汁

高渗

    它可以补充很多的能量，其成分的三分之一都是富含糖分的果汁。这种饮料最适合消耗大量体力后饮用。

71% 水
29% 果汁

头疼 当身体失去水分时，工作变得困难起来，人会觉得很疲劳。如果大脑不能得到充足的水分，它会产生引起疼痛的化学物质，提醒我们重视缺水的问题。

出汗和呼吸 是身体失水的两种方式。运动和高温会加快出汗的速度。

血液 的大部分都是水，当血液的含水量下降时，会影响身体的其他部分。水分降低，血液的体积也会减少，心脏需要消耗更多的能量为身体提供血液。如果大脑和身体其他器官缺少充足的血液，它们就不能正常工作，人会开始感到虚弱和晕眩。

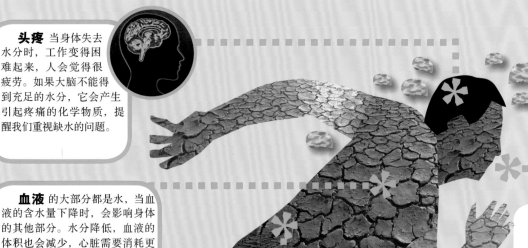

激烈的运动会使人每小时排出1升的汗水。

肾 帮助平衡身体的水分含量。当出现脱水时，肾会阻止水进入膀胱。这只是一种短期内尽量储存水分的方式。

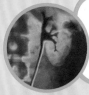

筋疲力尽

    所有身体中的水分都有物质溶解在其中。每一个活着的细胞都需要水，水流进流出的过程叫做渗透。如果细胞的另一边的水含量较少，水会流过细胞壁进入另一边，以此平衡细胞内外的浓度。如果人开始脱水，水会从细胞中出来以保持血液中水含量的平衡。身体失去 2% 的水分时就会出现脱水症状。

抽筋 如果运动过度，你可能会感到肌肉抽筋，因为肌肉失去了大量的水和无机盐。

水太多了 尽管保持水分很重要，但是也不能补水过量。摄入过多的水会破坏身体中水分和无机盐的平衡。如果无机盐浓度太低，大脑会开始水肿，这也是很危险的。

坚固的超级英雄

骨头质轻、坚硬的特性非常有利于运动。设想一下拖着沉重的骨头行走会是什么样子吧！

骨头很坚硬，可以保护主要的人体器官——比如最重要的脑子。

骨头有一点弹性，可以承受一些运动过程中的冲击力。

我们的身体里有液体和气体，但是整体来看是固体。固体的很多特性使其成为担任身体某些角色的理想人选。其中一些特性令人称奇，比如超级能量。接下来，我们来看看固体和你的身体里的超级英雄。

温和的骨骼

超人有克拉克·肯特，蝙蝠侠有布鲁斯·韦恩，非凡的女性有戴安娜王妃。那么谁是你坚固的超级英雄的密友呢？答案就是骨骼。骨骼是固态的集合体，其中最主要的就是骨头。表面上看不是这样，但是实际上比我们看到的要重要得多。

脊椎骨

脊椎是由33块脊椎骨组成的。它们自上而下依次排列，中间由椎间盘分隔。脊椎有很强的弹性和力量。

骨头为肌肉提供了可以依附的固体框架。

固体特性

硬度

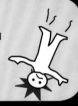

硬度表示固体可以抵御多大强度的碰撞和挤压。

密度

密度表示可以使多少物质（原子或分子）压缩到一定的体积当中。

弹性

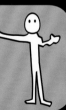

弹性使固体可以在被拉伸之后恢复原状。

强度

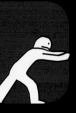

强度可以用来对抗力量和压力。越能抵挡重压说明它的强度越大。

松质骨

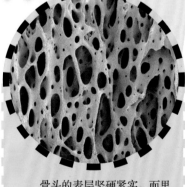

骨头的表层坚硬紧实。而里面是松质骨，是骨头和空气的混合物。因为松质骨的密度不大，重量很轻，但是仍然很强壮。

成年人的身体中有206块骨头。但是小孩子有近300块骨头，有一些骨头会在成长的过程中合并在一起。

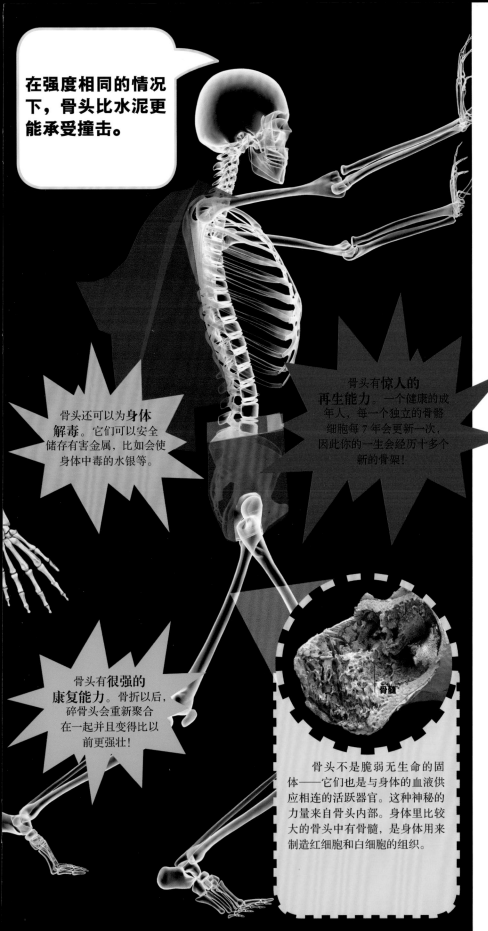

在强度相同的情况下，骨头比水泥更能承受撞击。

骨头还可以为**身体解毒**。它们可以安全储存有害金属，比如会使身体中毒的水银等。

骨头有惊人的**再生能力**。一个健康的成年人，每一个独立的骨骼细胞每 7 年会更新一次，因此你的一生会经历十多个新的骨架！

骨头有很强的**康复能力**。骨折以后，碎骨头会重新聚合在一起并且变得比以前更强壮！

骨髓

骨头不是脆弱无生命的固体——它们也是与身体的血液供应相连的活跃器官。这种神秘的力量来自骨头内部。身体里比较大的骨头中有骨髓，是身体用来制造红细胞和白细胞的组织。

所有的超级英雄都有一个好伙伴

骨架不能完成所有身体要求的固体角色。需要其他可以活动的固体的帮助。

牙齿

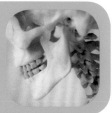

它们坚硬的边缘可以帮助粉碎和切割食物——这对我们摄取生命所需的营养很重要。

指甲

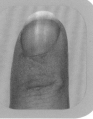

手指甲可能看起来没什么用，但是再好好想想。你能不用手指甲解开一个结吗！

韧带，软骨，肌肉

这些组织都是连接、支撑和移动骨骼的。它们的特性使它们成为最完美的伙伴。它们的主要作用是依靠它们的好弹性，帮助身体承受、稳定和控制冲击和移动。

皮肤的拉紧和包裹

皮肤是人体面积最大的器官。它布满整个身体，可以保护身体不受外界的伤害。除了它的保护作用外，皮肤还可以防水，帮助保持正常体温，从阳光中吸收维生素 D，使我们拥有感觉和触觉。皮肤还可以进行自我修复——当皮肤破损或割裂时，它可以通过形成保护壳，也就是疤痕来进行自我康复。真是一件超级外衣啊！

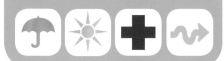

人体的小零件

身体的形成并不像将一定比例的元素倒入搅拌机旋转那么简单。我们身体的结构组成是极其复杂的，从系统、组织、细胞一直到最小的结构单元——原子。

原子

原子一般被认为是最小的结构，其实原子由比它们本身更小的亚原子粒子组成。每个原子有一个原子核。原子核由质子（红球）和中子（绿球）组成，质子带正电荷，中子不带电荷，原子内部的第三种粒子是电子（黄色）。电子层由很多带负电荷的电子环绕原子核而形成。特定元素（或基本类别）的原子总是有相同数目的质子，这个数目决定了元素的原子序数。

中子
质子
电子

大小对比

如果一个原子是极小的，它的原子核会有多小啊？如果你把原子核想象成高尔夫球，那么原子应该有埃菲尔铁塔那么大。

每一个化学元素 都由其独有的原子组成，数百万个微粒组合在一起就成了元素。所以钙只能由钙原子组成，氢只能由氢原子组成。

人体细胞的类型

血细胞 血细胞几乎占了体细胞的一半，红细胞给身体组织输入氧气，带走废物二氧化碳，白细胞抵御感染。

眼细胞 眼细胞包括视杆细胞和视锥细胞。它们可以帮助你分辨颜色和色调。透镜状细胞（如图所示）在眼睛后面将光线聚焦成清晰的图像。

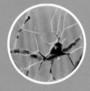

神经细胞 神经细胞又叫神经元，它们的作用就是给大脑传递信息，信息以电信号的形式传递，命令你的心脏跳动、腿行走、手指触摸。

脂肪细胞 脂肪细胞多分布在皮下，它们看起来像充满油脂的泡泡，我们的身体在那里储存了从食物摄取的过多能量，脂肪细胞增多就是我们变胖的原因。

脑细胞 脑细胞包括神经细胞和神经胶质细胞，在我们的大脑中有上千亿的神经细胞以及更多的神经胶质细胞。胶质细胞是支撑细胞，它们的作用是帮助神经细胞有效地工作。

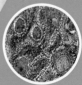

皮肤细胞 皮肤细胞在表层皮肤下形成，一个月后就会上移到表皮层，每天大约30000的皮肤细胞脱落，它们组成了居室中大部分的灰尘。

组成人体细胞的基本单元是原子。

器官

身体的活动主要依靠器官来完成，以下介绍一些重要器官。

心脏 心脏是身体的血液泵。它将血液输送至肺部及身体各个器官。

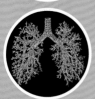

肺 肺摄入氧气，排出二氧化碳，平均每分钟呼吸 20 次。

肾 肾是身体的清洁器，它能过滤掉身体内的有害化学物质及过多的液体，并将它们转化为尿液。

大脑 大脑是身体的神经中枢，控制人体的运动，例如呼吸、思考。大脑就像牛奶冻一样柔软，因此需要头盖骨的保护。

皮肤 皮肤是人体最大的器官，是包在肌肉外面的保护组织。皮肤上布满了神经，因此有触觉，而且能使人感觉到疼痛。

胃 胃收纳人咽下的食物，将其消化并转化成一种叫做食糜的黏稠液体。

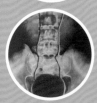

膀胱 身体会产生许多废液，膀胱储存这些废液，当膀胱充满尿液时，你必须马上行动！

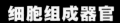

细胞组成器官

人体系统

完成共同的生理功能的多个器官组成了系统，人体共有 7 个主要的身体系统，功能各不相同，共同使人体的各个机能正常运行。

内分泌系统 内分泌系统将化学物质即激素输送至身体的各个部位，控制人的睡眠、体温、成长及生殖。

呼吸系统 肺是呼吸系统最重要的器官，肺吸入空气，将氧气带入血液，并排出有害的二氧化碳气体。

消化系统 消化系统是一条起自口腔延续并终于肛门的很长的肌性管道，人们摄入的任何物质都需经过此管道。

循环系统 循环系统也叫做心血管系统，它将氧气与营养物质输送至身体各个器官，并带走二氧化碳气体。

神经系统 神经系统是身体的信息枢纽，由脑与神经组成。信号可沿着神经以 400 千米 / 时的速度传递。

肌肉 肌肉分为随意肌与不随意肌。前者需要人的大脑的指挥，后者却不需要，例如心跳。

骨骼 骨骼为身体塑形，并使身体保持直立。骨骼为活组织，其间隙中有血管与神经穿行。若骨骼被割伤，会流血，若骨骼被摔断，不久骨会自行愈合。

激素产生于腺体内。脑下垂体（位于脑底）与甲状腺控制人体的能量水平。

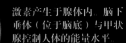

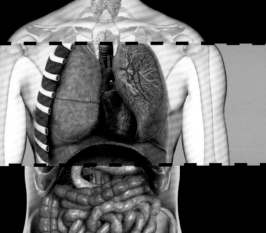

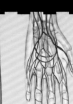

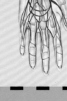

化学制造

我们都知道物质构成世界万物，物质有不同的状态，使人的身体有效地工作。**然而，什么是物质呢？** 物质其实就是指宇宙间的万物、如树木、空气、金属，甚至人们的皮肤、骨头都可以叫做物质，它们能被分解成更小的物质，这种更小的物质叫做元素。

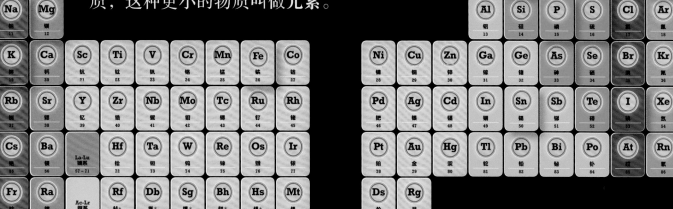

每一纵列叫做一个族，部分族里的元素性质类似，其他族里的元素性质大不相同。

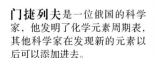

门捷列夫是一位俄国的科学家，他发明了化学元素周期表，其他科学家在发现新的元素以后可以添加进去。

化学元素周期表显示了已被人们所知的 111 种元素。所有的元素均按原子量的大小排列。原子量的大小由原子核内质子数决定。排列的方式与元素的性质有关。根据原子外壳电子的数量及排布，科学家发现部分元素有相同的性质。这使得科学家将每纵列称为一个族，每横列称为一行或一个周期。同一族里的元素反应方式相同，且以类似的方式形成化合物。

元素类型 元素可按相似类型分组，每一个元素均有一个名称，一个由两个字母或一个字母组成的符号及一个原子序数。

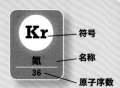

Kr —— 符号
氪 —— 名称
36 —— 原子序数

图释

■ **碱金属** 这些银色的金属具有很强的反应活性。

■ **碱土金属** 这些有光泽的银白色金属具有很强的反应活性。

□ **过渡金属** 过渡金属硬度高，且有熔点高、沸点高的特点。

■ **镧系元素** 镧系元素很多为柔软的，闪耀的，银白色金属。

■ **锕系元素** 锕系元素为具有放射性的重元素。

■ **主族金属** 主族金属为柔软的弱金属。

■ **非金属** 大部分非金属为室温状态下的气体，是一种脆性固体。

■ **卤族元素** 卤族元素为非金属，具有很强的反应活性，且属于有害元素。

■ **惰性气体** 惰性气体属于非金属，是所有元素中最不具反应活性的元素。

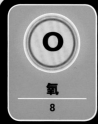

O
氧
8

氧是体内最丰富的元素，主要以水的形式存在

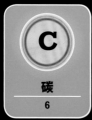

C
碳
6

碳是形成身体最复杂大分子物质的基础，例如蛋白质。

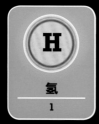

H
氢
1

氢存在于水分子中，对于制造ATP（三磷酸腺苷）至关重要。

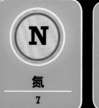

N
氮
7

氮产生于蛋白质及其他有机化合物中，是大气中的主要气体。

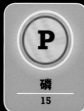

P
磷
15

磷对于牙齿、骨骼与化学物质三磷酸腺苷的形成至关重要。

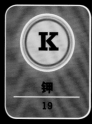

K
钾
19

钾是合成神经细胞及传递电信号的关键元素。

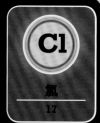

Cl
氯
17

氯元素常与钠元素组合在一起形成盐，在呼吸与肾脏功能中起一定作用。

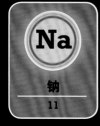

Na
钠
11

钠元素控制体内水分的流动，钠元素与钾元素共同发挥作用，能刺激神经细胞。

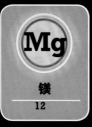

Mg
镁
12

镁元素有助于免疫系统、肌肉以及神经的正常工作。

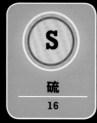

S
硫
16

硫是大多数蛋白质的组成元素，能使血液凝固，并能使人的头发变得卷曲。

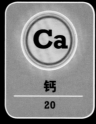

Ca
钙
20

钙元素使人的骨头与牙齿变得坚硬，同时能使心脏与其他肌肉收缩。

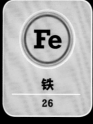

Fe
铁
26

铁能携带血液中的氧元素，肉类食物与叶子类蔬菜中均含有铁。

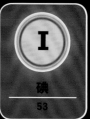

I
碘
53

碘控制人体的很多功能，例如消化与激素水平。

正如前面所述的**13种元素**，人体也需要其他元素，例如铜、锌、钴、锂、氟、硼、铬与硒等元素。

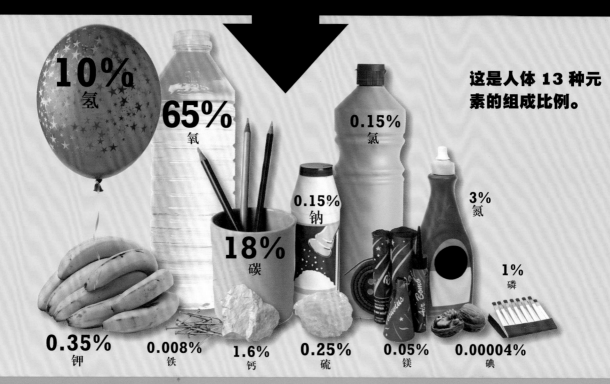

这是人体13种元素的组成比例。

10% 氢

65% 氧

18% 碳

0.15% 钠

0.15% 氯

3% 氮

1% 磷

0.35% 钾

0.008% 铁

1.6% 钙

0.25% 硫

0.05% 镁

0.00004% 碘

并不是所有的元素都对人体有利，放射性元素会杀死细胞。

人体有很强的酸性，胃液中含有胃酸，能将食物消化。

人体中同样含有少量的有毒元素，例如砒霜与汞，但是因为人体所含的数量比较少，所以不会造成伤害。

人如其食

人体是一台不可思议的机器，但是身体是如何维持并修复各个系统的呢，这得得益于我们摄入的各种能量。人们吃的食物至关重要，因为食物包含了人体所需的各种元素。食物不仅为人体提供能量，还为人体提供所有必需的元素，使人体成长。要想获得理想的元素，**人们的饮食必须均衡，且包含 5 个食物群。**

碳水化合物

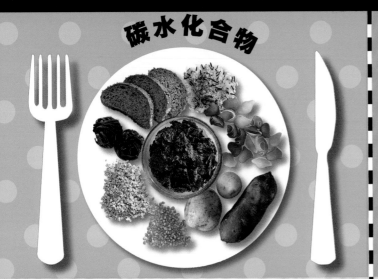

碳水化合物的功能

碳水化合物是人体主要的能量来源，包括三种类型：糖、淀粉与纤维。土豆、大米、面条、面包与糖中均含有碳水化合物。葡萄糖为人体提供能量。即使每克碳水化合物没有产生最大能量，依然很容易获得，因为它们储存于血液、肌肉与肝脏中。

燃料 为人体补充能量，使得人们能正常工作。

消化 纤维帮助人体消化食物。

能量 碳水化合物每克产生 16 千焦的能量。

16 kj

脂肪

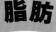
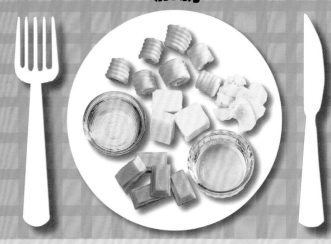

脂肪的功能

过多的脂肪对身体有害，但是脂肪对人体至关重要。它将一定量的维生素随血液输送至身体的各个部位，就好像一辆小型出租车。脂肪同样有助于细胞膜与神经细胞的生长。每一克脂肪能产生最多的能量，但脂肪往往并不作为人体的第一能量来源，因为在将脂肪转化为可用能量时，人体的成长会变慢。

输送 脂肪将维生素输送至身体各个部位。

建造师 脂肪是身体最关键的建造材料。

能量 每克脂肪能产生 37 千焦的能量。

37 kj

能量的计量

能量的计量方式有两种：千焦与千卡。1 **千焦**等于 1000 焦耳。1 焦耳是人们在空中将 1 千克重的物体举起 1 米所需要的能量。千卡通常指的是卡路里，其定义为将 1 克水在 1 大气压下提升 1℃所需要的热量。千焦与千卡都很常见，但是当我们查看食物标签或者聊天时，人们所听到的更多的是卡路里各就各位……

（1 千卡等于 4.2 千焦）

各就各位……预备……跑！

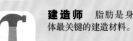

1 休息其实很容易使人疲惫。休息**每小时能燃烧 60 卡路里**的热量，差不多是一包炸薯片所含的能量。

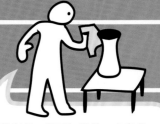

2 人们都不喜欢做家务，却不知道做一点家务**每小时可燃烧 120 卡路里**的热量。

身体基础

人体要运转，就需要一定水平的能量，这种能量通常用基础代谢率来表示。随着人体的成长与身体的变化，基础代谢率也一直在改变。男性的基础代谢率往往要高于女性，因为男性有更多的肌肉，需要更多的能量。当我们进入老年，由于体重的减轻，基础代谢率也会降低。同样，当人们活动越多的时候，就需要摄入更多的能量，这时就需要吃更多的食物。

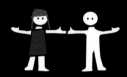

儿童每日需摄入 1500 卡路里的热量，以保持健康成长。

男性每日的基础代谢率为 2500 卡路里。

女性每日的基础代谢率为 2000 卡路里。

蛋白质

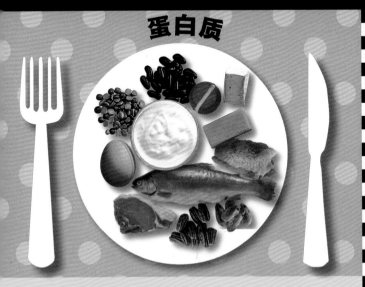

蛋白质

蛋白质能维持机体的正常工作，帮助增强与修复肌肉和器官。因此，儿童饮食中，蛋白质成了很关键的一个组成部分，氨基酸是其主要组成成分。人体可将食物中的蛋白质分解并转化成氨基酸，在需要时，又将这些氨基酸合成不同的蛋白质。

 修复 人体需要 22 种氨基酸，以保持身体健康。

 建造师 蛋白质是血液的载体，能强健肌肉，并增强人体的免疫系统。

17kg **能量** 人体很少把蛋白质当作能量来利用，因为它是人体的重要组成部分。

维生素

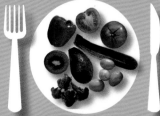

维生素

人体需要 4 种维生素：维生素 A、维生素 B、维生素 C、维生素 D。维生素能保护人体，并帮助身体制造能量。晒太阳时，人体便能合成维生素 D。其他种类的维生素则需要通过饮食摄取。

 保护 维生素 A 与维生素 C 保护人体免受自由基的侵害。

 建造师 皮肤、软骨、肌腱、器官与骨骼均需要维生素。

 助手 维生素 B 帮助人体从化学储存中释放能量。

矿物质

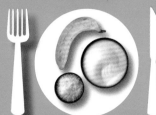

矿物质

矿物质是人体内的无机元素，例如钙与铁。矿物质能维持人体内各个系统的正常工作，是牙齿与骨骼重要组成部分。

 修复 矿物质帮助维持细胞的功能及人体内元素的化学反应。

 建造师 矿物质能坚固牙齿与骨骼。

 平衡 水、神经与心脏的功能都离不开矿物质。

能量燃烧比赛

3 每天早上快走到学校不仅能保持健康，**每小时还可以燃烧 225 卡路里**的热量。

4 慢跑会比较辛苦，但却是最能燃烧热量的，**每小时可燃烧 500 卡路里**的热量。这是孩子每天摄入能量的三分之一。

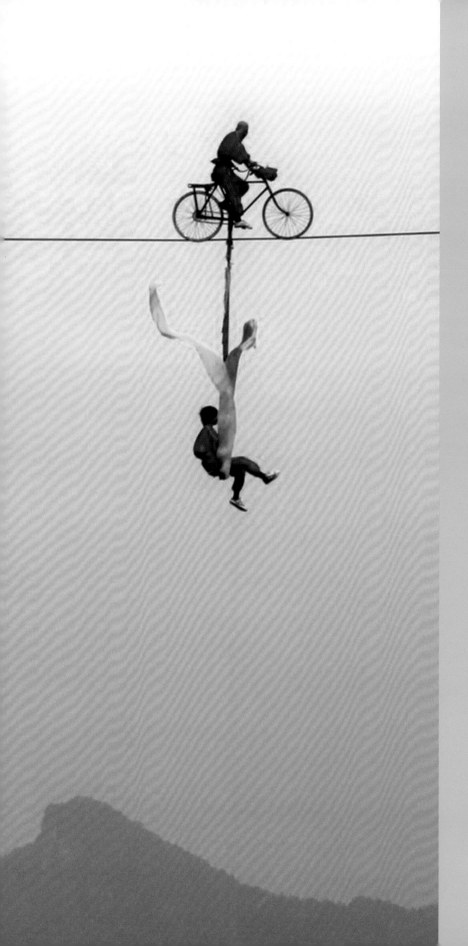

加满油，准备出发。 我们的身体内充满了能量，我们知道这些能量来自哪里，也知道如何去使用，但是我们怎么控制这些能量呢？

人类热爱控制，比如说看电视，你想换频道，这时候你会怎么做呢？ 当然是拿起遥控器。 这里讲的控制与此是同样的道理。

人体需要控制，事实上，我们的身体器官一直都在活动，有些甚至是我们不知道的活动。

在本章中，我们将探讨一下如何控制能量。看看是什么在操纵并控制器官的活动。

控

制

脑力

　　人的大脑是世界上最复杂的器官。它不仅包含了人的理性思维、人格、记忆等所有构成人类人体的一切，还可以处理感觉信息，控制身体的活动，潜意识地做很多很多的事情。大脑最让人惊奇的是它能同时做所有的事情。

放电器官

　　大脑由 100 多亿个神经细胞组成，通过电信号传递信息。这些神经细胞间潜在的连接要比宇宙中的原子还要多。

大多数神经细胞不能分裂，也不能增加，因此要好好照顾你的神经细胞。

想一想

大脑是一个粉红色的胶状器官，大脑表面有很多沟回，以使其具有更大的表面积。大脑的每一个部分都有各自不同的功能。

大脑皮层呈褶皱状，分布于大脑的表面，人们的思考、视觉及听觉均由其控制。

顶叶控制人的活动、感觉及特殊的意识。

枕叶处理人眼看到的信息。

大脑额叶控制人的理性思维、性格与活动

小脑通过感觉反馈过来的信息，调整人体的活动，保持人体的平衡。

脑干是大脑最基本、最核心的部分。脑干掌控人体很多最基础的维持生命的功能，例如呼吸、心跳及无意识的活动，例如眨眼睛。脑干连接大脑与脊椎及人体其他各个部位。很多动物只有一个脑干，也能存活，但是它们不能处理复杂信息，而高级动物则可以。

颞叶控制人的说话、语言与听觉。

人与机器

笔者多年来一直在比较人脑与电脑，它们并不像人们想象的那么相似。世界上制造的最强大的电脑其运算速度能达到102.6万的四次方。而人的大脑的运算速度只能达到它的10%。但是不要就因此错误地认为人脑不如电脑。与电脑不同的是人脑能够学习，能适应。一台电脑也许在象棋比赛上打败人脑，但是它只能按照已经设定好的程序工作，例如一台会下象棋的电脑却不会炒鸡蛋。

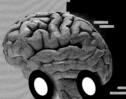

快速反应

人的大脑不仅有多种用途，它的速度也如光速一样快。神经细胞可以 100 米／秒（365 千米／时）的速度将信号传递给大脑。这个速度可与世界上最快的商务跑车布加迪·威龙跑车的速度媲美。但是人体能以更快的速度对环境作出反应，甚至可以整个地忽略大脑传递过来的信息。例如，当你站在一个图钉上，你几乎想都不会想地就会把脚拿开。这种反应是由骨髓里的神经引起的。

左脑与右脑

大脑分为两半，也叫做大脑半球。左脑控制身体的右边部分，相反，右脑控制身体的左边部分。左脑与右脑的长处也不相同，左脑主要控制说话与语言，而右脑控制抽象思维。

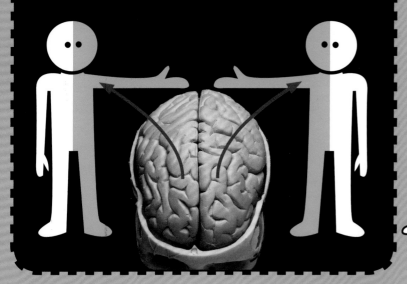

两个控制

人体内有两个控制系统，有意识的系统不断地作出决定，例如说什么，往哪儿走。而潜意识的系统则会控制人体的平衡，告诉人体如何保暖等。

以下是一些受潜意识控制的功能：

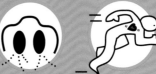

呼吸　　　　心率　　　　激素

血压　　　　眨眼　　　　消化

大脑仅占人体体重的 2%，却消耗着人体 20% 的能量。

你知道我在想什么吗？

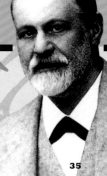

心理

人的心理一直都是科学领域的热点话题。利用现代设备例如核磁共振扫描仪，当病人思考不同的事情时，科学家们会发现大脑不同的部位会变亮。但是要将人的思想完全研究透还有很长的路要走。例如，科学家们依然不能解释意识。

意识是一个传奇，我们仅用了大脑10%的意识。然而，我们可以肯定的是大脑的很多活动都隐藏在我们的理性思维里。科学家弗洛伊德认为潜意识对形成人格有着很重要的作用。

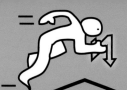

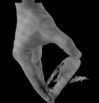

电流以直线方式传递，就像短跑运动员参

希腊语"电流"这个词来源于古希腊词 *elektron*（琥珀），意为"由太阳制造"。当你用布摩擦琥珀时，就会产生电荷。

通过电线

电流是能量的一种形式。电子沿着闭合电路从一个原子传递到另一个原子，就形成了电流。电源如发电机或电池等，会推动电子离开负极。电子带负电荷，会从一个原子传递到另一个原子，直到到达电流另一头的正极。

绝缘体

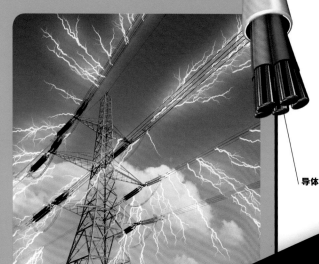

导体

静电

若用气球摩擦头发，头发便会竖起来。这是因为有静电的存在。当你摩擦的时候，头发会将一些电子传递给气球。这样头发便带上了正电荷。由于同种电荷相互排斥，每一根头发都会尽量远离另一头，因此会竖立起来，远离头部。

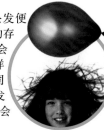

可移动电子

带自由电子的物体可以允许电流的通过。这样的物体叫做导体。不能传递电流的物体叫做绝缘体。电缆中的金属则是很好的导体，而塑料则是绝缘体。

电流大道

电流无处不在，你的家里，天空中甚至身体内都有电流。

全有或全无原则

神经细胞是全有或全无原则的最好的例子。神经细胞受到刺激时，要么反应要么不反应，就好比一个开关。所以切到手指引起的神经冲动与他人抚摸你的手指引起的神经冲动是一样的。然而，反应的强度取决于冲动每秒沿神经传递的速度。

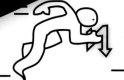

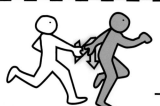
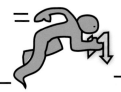
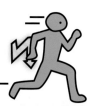

电脉冲从一个神经细胞传递至另

加 100 米比赛一样。

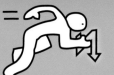

磁现象和电现象有本质的联系。当电子通过电线传递，就会沿电线产生磁场。同样，当磁体沿电线移动，也会促使电子在电线内移动。

电流是能量快速传递的一种形式，人体利用电脉冲传递信息。

神经系统离不开电流，但这种电流不同于家里的电流；神经就好像电线一样，但也不同于家用电线。

神经细胞的类型

有不同类型的神经元（或神经细胞），它们的功能各不相同。

1. 感觉神经将收到的感观信号传递至中枢神经系统。

2. 运动神经将中枢神经系统的信息传递至肌肉。

3. 中间神经元连接感觉神经与运动神经。

神经元

细胞体
轴突
轴突终末
神经
树突

危险
电流与水接触会很危险，水很容易导电。人类被电击的风险很大，因为人体的60%都是水分。

身体内的电流

不同于电流从负极传递至正极的直线传递方式，人体会用电流与化学物质制造一系列冲动。这些冲动从一个神经元传递至另一神经元。神经元受刺激时，会沿着轴突将电脉冲传递至另一末端，每一个末端都连接着另一神经的树突。释放神经递质会帮助神经冲动在神经元之间的细小缝隙内传递。这些神经递质会使下一个神经元抑制一个新的冲动。此过程持续不断地进行，直到信号传递至终点。

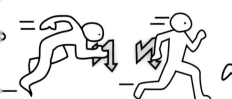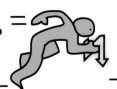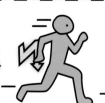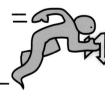

一个神经细胞，就像接力赛一样。

关于触觉

人体最大的器官——皮肤——与触觉有着密不可分的关系。触觉使我们能够察觉身体感受，例如压力、温度、疼痛及震动等。我们周围的环境会刺激数以万计的神经末梢，神经末梢将信号传递至大脑，大脑再将信号反馈给身体的相关部位，继而作出反应。

不仅仅是感觉

感觉事物的能力使我们保持自身温暖，控制自身运动，且远离危险和有害的物质。

感觉皮层的截面图

红色部分表示的**感觉皮层**是大脑的一部分，它处理皮肤神经末梢的信号。如果取下其中的一小片，你会发现对身体的某个特殊部位受到的刺激做出反应的部位。

小矮人身上标数字的地方对应着感觉皮层的各个位置

小矮人

若人体各个部位比例与相对应的触觉感受器的比例相同的话，人类就会变得像这个小怪物一样。我们会发现人体的手部和嘴唇触觉感受器最多，而胳膊的触觉感受器则相对较少。

若我们的身体比例与相对应的触觉感受器数目

皮肤下面

我们的触觉感受器很神奇，不仅能对压力做出反应，还可以告诉大脑所受到的刺激是热还是冷，坚硬还是柔软，粗糙还是平滑，运动还是静止；大部分触觉感受器都位于皮肤内。皮肤分为三层：表皮层（或外层）、含有大部分神经末梢的真皮层以及连接皮肤和肌肉的皮下组织层。

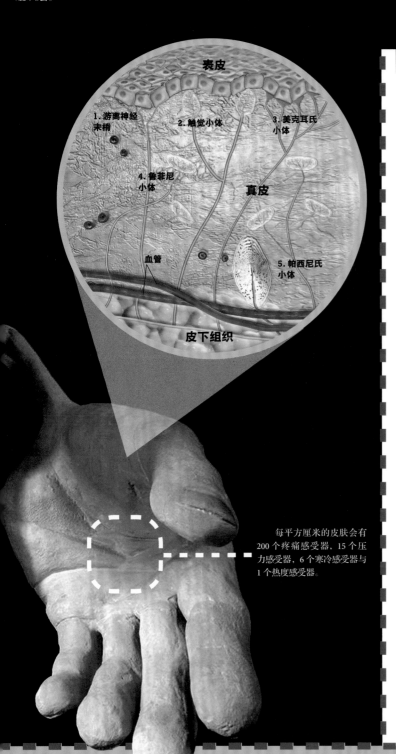

表皮

1. 游离神经末梢

2. 触觉小体

3. 美克耳氏小体

4. 鲁菲尼小体

真皮

血管

5. 帕西尼氏小体

皮下组织

每平方厘米的皮肤会有200个疼痛感受器，15个压力感受器，6个寒冷感受器与1个热度感受器。

你有什么感觉？

人体不止有一种感觉神经末梢，而是有 5 种。

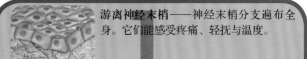
1 游离神经末梢——神经末梢分支遍布全身。它们能感受疼痛、轻抚与温度。

2 触觉小体——触觉小体主要分布于指尖、脚趾、眼皮及脸部皮肤的表面，感觉轻压与轻挠。

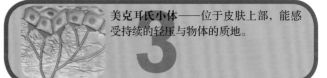
3 美克耳氏小体——位于皮肤上部，能感受持续的轻压与物体的质地。

4 鲁菲尼小体——这些椭圆形的细胞位于皮肤最深处，它们感受皮肤的伸展，帮助人们握紧物体。

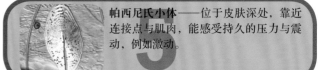
5 帕西尼氏小体——位于皮肤深处，靠近连接点与肌肉，能感受持久的压力与震动，例如激动。

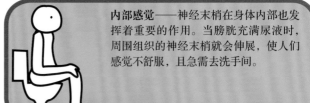
内部感觉——神经末梢在身体内部也发挥着重要的作用。当膀胱充满尿液时，周围组织的神经末梢就会伸展，使人们感觉不舒服，且急需去洗手间。

比例相同的话，我们就会变成这个样子。

分泌物

大脑是人体的控制总部， 神经系统则是人体的信息传递大使。然而大脑与神经系统均不能独立完成工作，它们需要特殊的分泌物即激素的帮助。

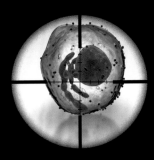

激素是人体产生的化学物质，帮助人体控制一些系统，例如新陈代谢、成长、有性生殖等。激素可溶于水，也可在血液中溶解。激素可以对靶细胞的物质代谢或生理功能起调控作用，这是它的特殊之处。

激素由大脑与其它器官的腺体分泌而成，这些腺体属于内分泌系统，能直接将激素分泌入血液。

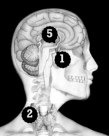

1 脑垂体
像豌豆一样大小的脑垂体，位于人的大脑，能分泌激素，控制人体的成长。

2 甲状腺
甲状腺位于颈部，能分泌激素帮助呼吸、循环及能量转化。

3 胰腺
胰腺位于人体上腹部，能分泌胰岛素，促进人体主要能量糖原的合成。

4 卵巢／睾丸
性腺产生性激素——雌激素与睾丸素，它们能控制青春期的发育及生殖。

5 下脑丘
控制其他腺体的分泌，连接神经系统与内分泌系统。

6 肾上腺
肾上腺位于肾的上部，能产生肾上腺素，刺激人体，并保护人体免受危险的威胁。

大脑 氧气与能量（葡萄糖）被输送至大脑，大脑便有更多的精力工作。

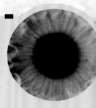

眼睛 肾上腺素能扩大眼睛的瞳孔，这样能使更多的光亮进入眼睛，这也意味着能接收到周围更多的信息。

口腔 肾上腺素使口腔内的毛细血管收缩，减少血液的供给，因而人们能感觉到嘴唇变干燥了。

汗腺 肾上腺素刺激汗液分泌。这种汗液包含脂肪油，它能与细菌发生反应产生人们能闻到的气味。

是什么促使
我们跳出飞机?

我们一定是脑筋出问题了。事实上，肾上腺素刺激人体，下面让我们看看肾上腺素能为我们带来什么变化?

疼痛 冲动往往会导致脑内啡肽（人们自然产生的化学物质，能使人们感觉愉悦）的增加，在发生危险时，脑内啡肽同样可以缓解疼痛。

消化 紧急情况下，消化并不是人体的主要任务，肾上腺素能抑制其他次要系统，使得氧气及能量被输送至所需位置。

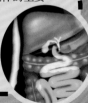

肌肉 更多的氧气与能量（葡萄糖）就意味有更多的精力去活动，这时肌肉就可以抬举、搏斗、跑、躲闪或扔东西，基本上可以做任何事情。

心脏 人体的每搏输出量（每次收缩所输出的血量）及心率会增加，因而为人体提供更多的能量并排出代谢废物。

呼吸 加速，血液里的氧气水平会增高，废气也能被排出。肾上腺素同样能扩大呼吸道，这样每一次呼吸都能吸入更多的空气。

战斗或逃跑

当身体处在危险或高压状态下，求生本能就会及时出现，这就是战斗或逃跑的机制，肾上腺素起了重大的作用。肾上腺素被释放到血液中，输送到身体的各个部位，它的主要作用就是保护身体或为人体活动做准备，比如：战斗或逃跑。

大揭密

激素是怎么形成的？大多数激素都是蛋白质，长长的分子链由碳、氢、氧和氮等元素组成，很多激素同样包含体内大量微量元素，例如磷和碘。

高能量

伽马射线　　　　　　　X 射线　　　　　紫外线

波长

能量波

光是能量的一种形式。就像大多数能量一样，光可以通过光波来传递。波长是相邻的波峰之间或波谷之间的距离。通过波长，人们能知道能量的大小。波长越短，能量越高。不同的波可按次序排列在光谱上，这种顺序可以是从危险的高能量的伽马射线到安全的低能量的无线电波。这个光谱上只有很小一部分是可见光。

看得见的光

太阳光是一种自然光，看起来是白色的，其实进一步仔细观察，会发现它其实是色彩缤纷的。1665 年，艾萨克·牛顿先生通过棱镜与透镜进行了分光实验，发现每一种颜色的光的波长并不相同。人的肉眼能看到紫色到红色的光，但这并不是所有，事实上还存在很多人的肉眼无法看到的波长。

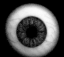

为什么人类有两只眼睛？

我们的眼睛分开在脸颊的两侧，看到的事物也略有不同。不同的所见在大脑中重叠，形成立体图像，使得我们能判断出距离。

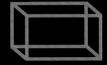

能量与

当听别人说起或从书中读到你所有的官能都与能量有关时，你感觉惊讶吗？视与听是我们一直都在用的两个非常重要的官能，它们也是我们人体利用身边不同能量形式的典型事例。

眼见为实

通过拦截光波，并将其转化成电脉冲使大脑识别，眼睛就能让我们看见东西了。人们所见到任何事物其实就是光照射到物体时反射回来造成的镜像重现。

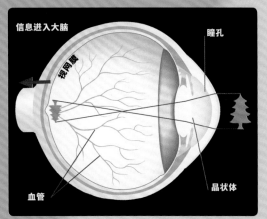

信息进入大脑

瞳孔

视网膜

血管

晶状体

视觉

眼球呈球状，一端有开口，另一端有神经。当光波进入人眼时，晶状体会使物像落在眼球壁最内层的视网膜上，这样的物像是倒置的，但大脑识别的物像却不是倒置的。视网膜有两层感光细胞，即视锥细胞和视杆细胞。前者有感觉强光和辨别颜色的能力；后者数量较少，有感觉弱光的能力。因此灯光较好的地方，颜色会比较容易辨别。

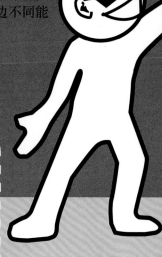

B
O
D
YSC
IENCE
CANYOU
READ THIS

红外线 | 微波 | 电磁波 | 低能量

看见事物

光沿直线传播，当光波碰到物体时就会反射回去，正是这些反射回去的光进入人眼形成物像。若没有光源，就不会有光波，我们也就看不见任何东西。

感官

声能

我们所说的声能与前面讲的能量波不同。可听见的声音是通过空气中分子的振动传播的。一种物体发生振动时，会挤压其周围的空气分子，并留出一些真空带。随着每次振动的发生，声波传向耳朵，其可将声波收集起来。

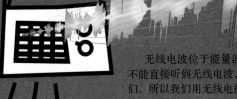

无线电波位于能量波段较低的一端，人们不能直接听到无线电波，因为人体不能识别它们。所以我们用无线电接收器将无线电波能量转化为声能。

听小骨

内耳含有人体最小的骨头——镫骨，仅长 2.5 毫米。

良好的视力

拥有 20/20 视力，说明在距视力表 20 英尺（6 米）处，能够看清"正常"视力所能看到的东西。你的视力还可以更好，如果拥有 20/10 的视力，说明在距视力表 20 英尺（6 米）处，你能看到大多数人在距离视力表 10 英尺（3 米）处才能看到的东西。鹰的视力可达到 20/2。

振动

耳朵收集声波并将其转化成可识别的声音，做这项复杂的工作，人体会用到三个听小骨，即槌骨、砧骨与镫骨。振动着的空气分子进入人耳，撞击鼓膜，引起内耳骨头振动，并将能量传递至充满液体的耳蜗管。振动通过液体传播，刺激毛细胞，将振动转化成大脑能够识别的信号。

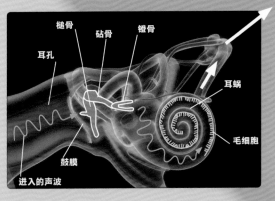

信息传到大脑

槌骨　砧骨　镫骨

耳孔

耳蜗

毛细胞

鼓膜

进入的声波

化学

气味分子

视觉与听觉都属于物理感觉，**而味觉与嗅觉都属于化学感觉。** 味觉与嗅觉相互关联——它们不仅是身体上两个关系密切

什么是气味？

气味实际上是浮在空中的分子。当我们吸入这些分子，鼻子就会利用化学物质来识别。平均来说，一个人能识别 4000 种不同的气味，有些经过特殊训练的人则能识别 10000 种气味。气味通常也与味道有关系，我们能够识别的味道中有70% 实际上是通过鼻子识别出来的。

气味信息传到大脑

人体的嗅觉与味觉均由神经直接连接至大脑。

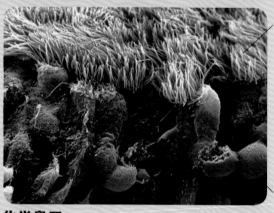

鼻毛

生长在鼻腔内部像毛发一样的东西叫做鼻毛，鼻毛广布于鼻腔黏膜至鼻腔后部的位置，鼻毛能阻拦灰尘及其他微粒。

细胞

化学鼻子

鼻子是一台非常好的嗅觉机器。鼻毛可温暖进入鼻腔的空气。任何脏物及灰尘均能被鼻毛和鼻腔黏膜粘住。鼻腔内有更多的鼻腔黏膜，有气味的东西在鼻腔黏膜内分解，被感觉细胞察觉到。每一个感觉细胞能察觉一种特定的化学物质。这些感觉细胞将信息传递给大脑，大脑告诉我们闻到的是什么气味。

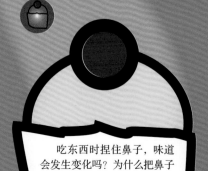

吃东西时捏住鼻子，味道会发生变化吗？为什么把鼻子堵住，吃起来的味道还是一样的呢？

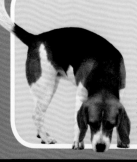

嗅觉灵敏的狗

狗的嗅觉是人类嗅觉的 10000 倍。人的嗅觉细胞同狗的嗅觉细胞一样灵敏。那么是什么使狗的嗅觉如此灵敏呢？原因在于虽然狗与人的嗅觉细胞一样灵敏，但是狗的嗅觉细胞的数量要远远多于人的嗅觉细胞（狗有 10 亿个嗅觉细胞，而人只有 1 千万个嗅觉细胞）。

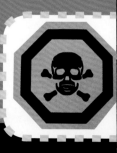

感觉

的系统，它们还可以相互作用，尽可能多地告诉我们关于我们尝到或者闻到的东西的情况。

美味全掌握！

味觉分子

品尝的方式与人们闻东西的方式非常相似。味觉的关键在于舌头与唾液。味觉与嗅觉和视觉有着密切的关系，两种感觉都能造成唾液的分泌。当人进食时，食物里的化学物质在唾液内分解，并被舌头上成千上万个味蕾识别。一般来说，有五种味道：苦味、酸味、咸味、甜味和鲜味。味蕾能感觉到这五种味道。

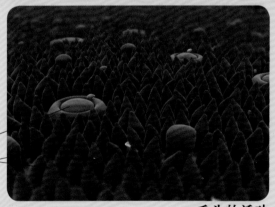

人体的大部分味蕾位于舌头上，口腔上部及咽喉部也会有一些。

味蕾

舌乳头

舌头的活动

舌头表面有许多细小的舌乳头。这些舌乳头之间分布着味蕾。味蕾是由感觉细胞组成的。感觉细胞上的纤毛向上延伸，锁住被分解的分子，此时感觉细胞将信息传递给大脑，进而由大脑告诉人们是什么味道。

后天的味觉

我们年轻时，味蕾会更加灵敏，这也是为什么儿童对一些味道反应很强烈，而大人却很喜欢这些味道的原因。当我们逐渐长大，味蕾的灵敏性就会逐渐降低，我们也因此甚至开始喜欢上蔬菜的味道。

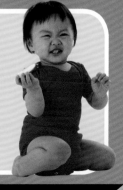

为什么我们需要嗅觉与味觉呢？

有一个很好的原因，我们通过尝东西与闻东西，可以避免摄入有毒物质。不好的气味与味道通常都与有毒的气体、腐烂的食物、有毒的植物有关。这些物质会致病，甚至可能致命。

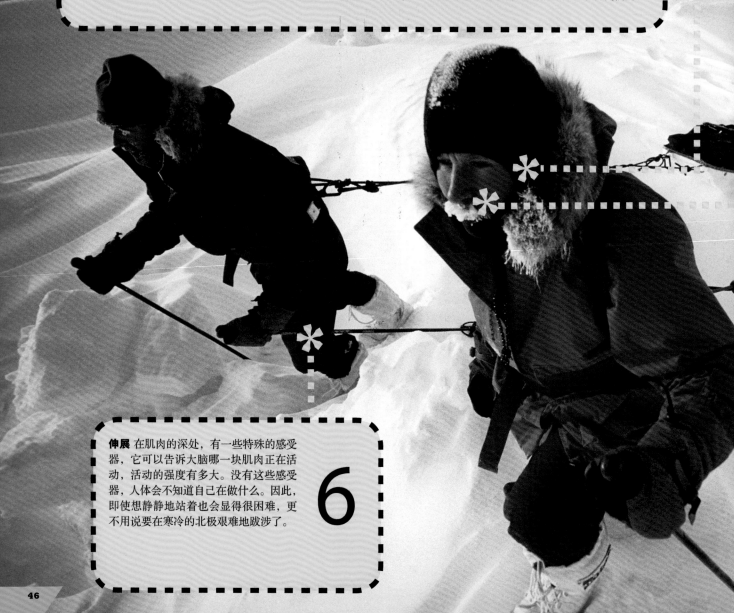

有多少种感觉？

人体的感觉有多少种，你能用一只手数清吗？不能。

感觉大千世界

　　为什么人会有感觉？感觉非常重要，因为它让人们感知身边的物理和化学世界。感知环境对我们的生存至关重要，从获取食物、远离危险到找到其他的人。我们用感觉来交流，用感觉来谈话、倾听、做手势、抚摸。其他的感觉同五个最核心的感觉一样，教会我们认识身边的世界。以下就为大家讲述一下其他的感觉是如何在日常生活中帮助我们的。

伸展 在肌肉的深处，有一些特殊的感受器，它可以告诉大脑哪一块肌肉正在活动，活动的强度有多大。没有这些感受器，人体会不知道自己在做什么。因此，即使想静静地站着也会显得很困难，更不用说要在寒冷的北极艰难地跋涉了。

6

很多人都认为他们有第六感，的确，我们所有的人都有。我们也有第七感，第八感，第九感和第十感。这些其他的感觉与核心的五个感觉息息相关，在我们感受万千世界的时候，它们也发挥着一样重要的作用。

7 **引力** 生活在地球上，就会受到地心引力。内耳里有种小小的感受器叫做耳石，能让你感觉到上与下。

运动觉 若没有内耳里的运动感受器，人们便无法活动。如果你一直转圈，就会使运动觉混乱，进而使你感觉头晕。 **8**

9 **热觉** 热觉感受器能让你感受到从寒冷的天气到热饮的温度。热觉感受器遍布人体全身，嘴唇与舌头是最敏感的，它们在还没有接触到物体时，就能感觉其温度。

10

痛觉 痛觉感受器遍布人体全身，那么，没有痛觉感受器是否就意味着没有疼痛呢？是的，但是痛觉感受器的确肩负着一项很重要的工作，它们帮助我们远离伤害。当人体感觉到疼痛时，它会告诉人体不要再碰触疼痛的位置。所以一条摔坏了的腿会使人走路一瘸一拐，以保护受伤的地方，这对长期的冰上冒险来说极为重要。

动物的感觉

人体的十个感觉帮助人体运转，但这十个感觉并不是自然界仅有的十个。有一些动物为了生存还会有其他的感觉。

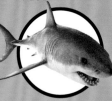

鲨鱼
这些海洋捕食者的鼻子里有上百个电感受器，鲨鱼用这些感受器侦察猎物释放出来的电信号。

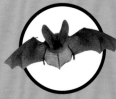

蝙蝠
夜里觅食并不是件容易的事情，但是对蝙蝠来说却并非难事。蝙蝠体内有一种雷达，也叫回声定位系统，能帮助它们捕捉正在飞翔的昆虫。

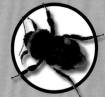

蜜蜂
蜜蜂不能通过地图来识路。在它们体内有一种氧化铁环，科学家们认为这种环就像一个罗盘一样。

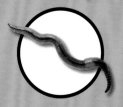

蚯蚓
蚯蚓看起来并不有趣，但实际上它的确比你想象的要有趣得多。蚯蚓的整个身体都布满了化学感受器，因而蚯蚓的整个身体实际就像个大舌头一样。

联觉
我们知道嗅觉与味觉是紧密相关的，那么你的感觉能联合到一起吗？我们的感觉都被转化成信号发送至大脑，供大脑识别。也就是在大脑里，各种感觉可以重叠在一起。人类可培养联觉，也就是各种感觉相互作用的现象。这样的联觉能使一些工作变得简单。例如有一些成功的音乐家把不同的音符感觉成不同的颜色，所以当这些音乐家作曲的时候，他们更像是在画一幅画。

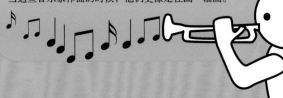

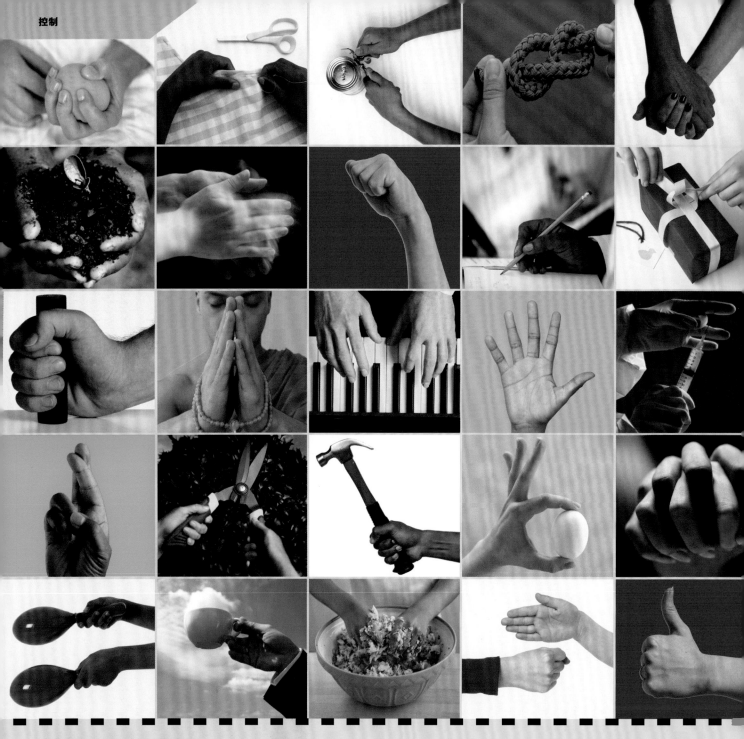

顺手的工具

你曾经求助过别人帮把手吗? 事实上你的双手是很了不起的工具。双手对人类的生存,对我们的现代生活都起着重要的作用。双手的奇特之处在哪里呢? 这可以归结为控制与活动。双手可以将工作做得很精细,例如:可以将棉线穿进肉眼能见的针孔里。但是双手也很有力量,可以挤压、紧握、击打,类似的活动都归因于双手的四个主要组成部分:骨骼、神经、肌肉和肌腱。手有 27 块骨头,4 根主要神经,由 40 块肌肉和 40 块肌腱控制。双手能紧握物体,

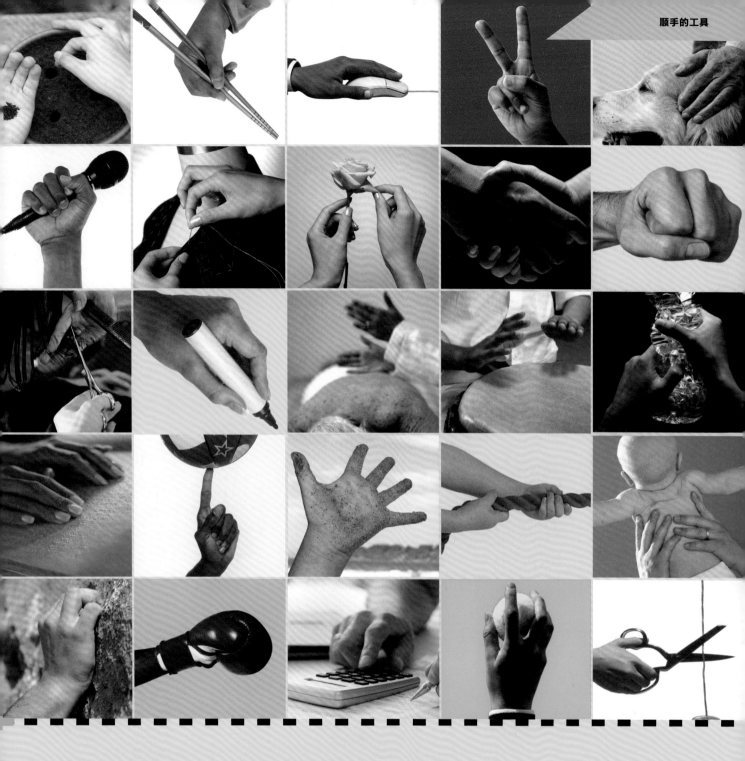

就像抓取装置一样。在手掌和指尖有无数的细纹，能增加摩擦力，也可以提高握力。同样每一根手指都有指甲，它帮助你做精细的工作，例如打结。还有功能强大的拇指，大拇指可以与其他手指合拢去捏或抓起东西，你可以在家里试一下，将大拇指缩在手心去系鞋带，结果会怎样？

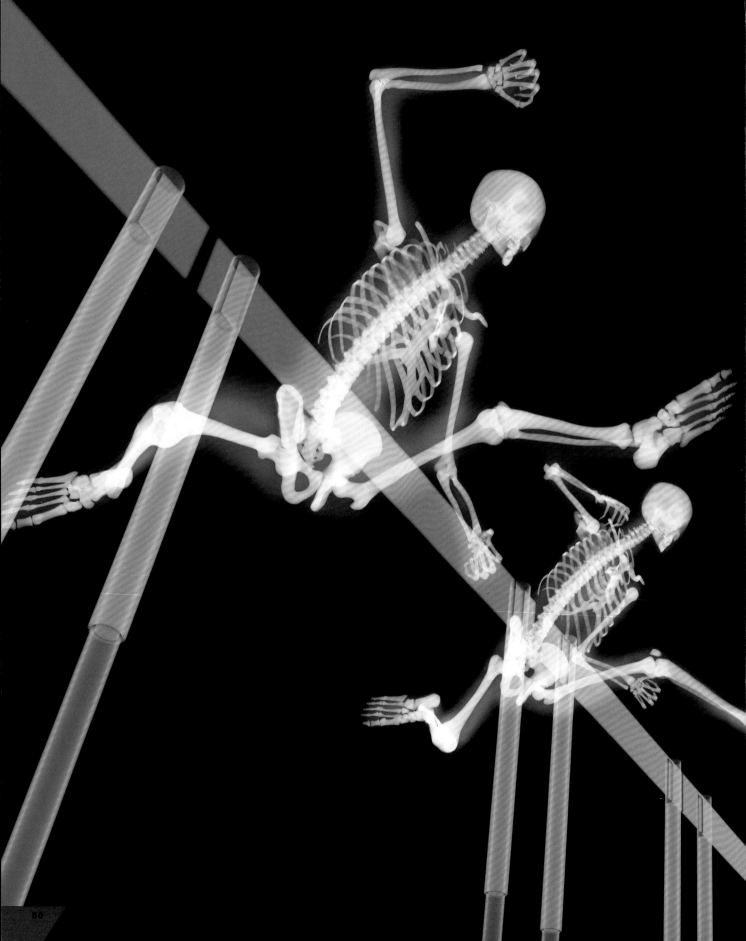

你的体内充满了能量，你也知道了如何控制能量，接下来就是运动了。运动看似很简单，因为你每天都在运动，然而，运动并不仅仅是行走与站立。

运动与规则有关，但不是警察的那种法律，而是牛顿定律。力量使人运动或停止。然而，这些力量从哪儿来？它背后的科学原理是什么呢？

运动并不仅仅局限于行走。在人体内，每一秒都会发生上百万次运动。这些运动是如何影响你的？又是如何使你运动的？

在本章节，我们学习一下不同的力量类型，这些力量对人体的影响及人体是如何对这些力量做出反应的。

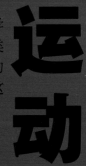

牛顿定律

力导致物体运动，无论你是匀速运动、加速运动还是静静地坐着，都有力在发挥作用。1687年，英国科学家牛顿总结了三大运动定律，解释了运动的原因及过程。

艾萨克·牛顿（1643~1727年）在光学、机械及数学领域有很多伟大的发现。一天，他在思索为什么月球会绕着地球转时，一个苹果从树上掉了下来，他认识到有一种同样的力量使得这个苹果和月球都朝向地心。当然更有用的是，这种力量使他头上的假发不会掉下来。

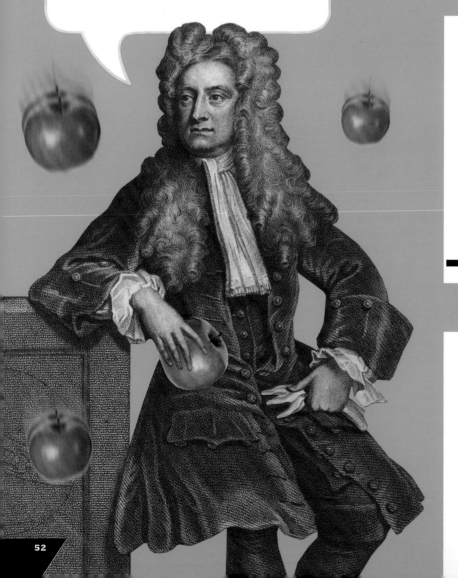

牛顿第一定律

一切物体在任何情况下，当不受外力的作用时，总保持相对**静止**或**匀速直线**运动状态。

牛顿第二定律

物体的**加速度**与物体所受的合外力成正比，与物体的质量成**反比**。

牛顿第三定律

两个物体之间的**作用力**和反作用**力大小相等**，**方向相反**。

1

最简单的力就是推力或拉力，要使物体移动，就必须对该物体施加外力，同样，要使该物体停止，也必须对它施加外力。

我们都很容易理解，一个物体需要运动起来就需要对其施加外力，但物体为什么会持续运动呢？最好的例子是太空。在太空中没有物质，因而也就没有阻力。若推一下宇航员，他会沿着直线以同样的速度一直前进，直到另一种力量使他停止或改变速度。

2

我们可以用这个定律来解释打棒球。若想让跑垒员出局，必须使球比跑垒员先达到垒位。棒球很轻，但要使它的速度超过跑垒员就需要很用力将其打出去。如果是扔保龄球的话，就需要更大的力了。

科学家们认为加速度指的是加速、减速和改变方向。

3

一个运动员在奔跑的过程中会受到摩擦力、地球引力以及空气阻力。这些力会阻碍运动员的前进。

该运动定律更复杂，考虑到了作用力与反作用力的成对出现。当你跑步时，脚步的力量推动你向前，同样也产生了一种反作用力，地面会对你施加同样大小的反作用力。你需要记住的是尽管力与反作用力大小相同，效果却是不一样的。

当你对某物体施加作用力时，该物体也对你施加了同样的反作用力。

人体的摩擦

认真观察皮肤，你会发现很多小细纹。通过显微镜，我们会发现皮肤表面其实非常粗糙。也正是这种粗糙产生摩擦力，使得人们能抓起东西。摩擦力是一种很好的力量，能使运动的物体慢下来，对于人体的功能来说，摩擦力也有着很重要的作用。

好的摩擦力

帮帮我，我停不下来了。

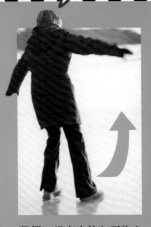

紧握 没有人体与万物之间的摩擦力，人们便无法紧握任何东西。即使是做最简单的事情，也会仿佛在肥皂上玩杂技一样。人们也无法从一个地方移动到另一个地方，因为这种移动就像在冰上跑步一样难。

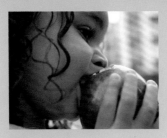

饮食 人的牙齿利用摩擦将食物撕碎。没有摩擦力，人们无法咀嚼食物。

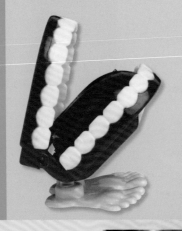

肌纤维就像长长的电缆一样。

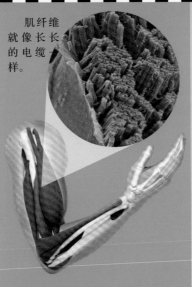

运动 人体的肌肉由细小的纤维组成。当肌肉收缩时，这些纤维会相对滑动，进而产生摩擦力，控制人体的运动。

感觉 你的触觉也依赖于摩擦力。若你的皮肤非常光滑，物体会很快从上面滑落。你的神经很难感觉到。

通过显微镜观察，皮肤非常不光滑。

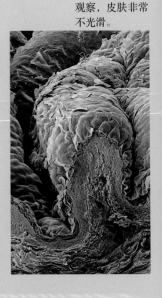

安全的摩擦力

摩擦力在运动场上是得力的助手。拿足球鞋来说，鞋底上的花纹增加了双脚与接触面的摩擦力，这样更有助于运动员跑跳与射门。

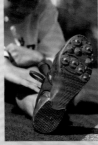

你尝试过摩擦两根木棒使其着火吗？木棒之间的摩擦生热导致木棒起燃。同样，火柴的起燃也是利用摩擦力。

使火柴头划过粗糙的表面，产生的摩擦力与可燃的化学物质混合在一起，使火柴点燃。

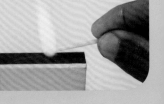

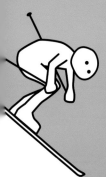

滑动摩擦

有几种不同类型的摩擦力。滑动摩擦使正在运动着的物体减速，这种力就如同雪橇与雪地之间或自行车与刹车之间的作用力一样。

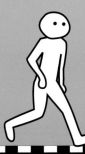

静摩擦力

一个物体在另一个物体表面开始移动所要克服的阻力叫静摩擦力。静摩擦力要比滑动摩擦力大很多，想象一下你推着桌子在地面上移动，推动静止的桌子比推动桌子继续前进需要更大的力。

不好的摩擦力

我可怜的关节

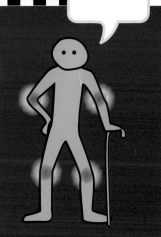

一般来说，人的骨骼受软骨保护（见下图）。软骨可减少关节间不断的磨损与损伤。关节炎会破坏骨骼之间的软骨组织，引起关节肿大与疼痛。

阻力 当我们在空气中或水中运动时，会受到阻力。这种阻力阻碍我们前进。若要继续前进，我们需要更大的力。

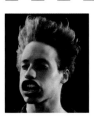

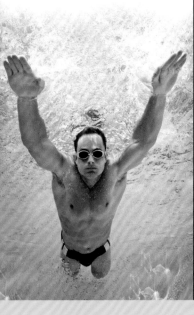

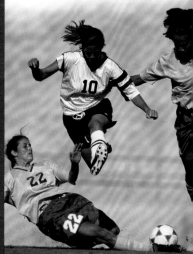

水泡 水泡是最常见的一种运动伤，多发于摩擦剧烈的地方。例如，很容易受足球鞋摩擦的脚后跟或者手掌易起茧子的地方。这种的摩擦使皮肤层相互分离，要么表皮层与真皮层分开，要么表皮层本身脱落。

擦伤 摩擦生热、皮肤与粗糙表面的摩擦很容易造成小的擦伤。如果你曾经在像人造球场那样粗糙的地方被绊倒或滑倒，你就会很清楚地知道擦伤的情况了。

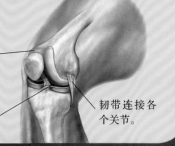

对抗摩擦

要平稳地运动，人体需要克服各个部位之间的摩擦。关节受软骨组织保护。软骨组织包裹着每根骨的末端，防止骨头互相摩擦。关节里也充满了滑液，就好像机器里的润滑油一样。没有这些对抗摩擦的物质，我们的骨头很快就会损坏。

每根骨头的末端均被软骨覆盖。

关节腔里充满了滑液。

韧带连接各个关节。

肌肉力量

肌肉为人体提供动力。它们将人摄入的化学能转化为ATP并储存起来，进而在需要的时候将其转化为动能。肌肉产生力量，使人体运动。肌肉能促进血液流动，将氧气运输至肺中，肌肉还能使人站起来，几乎所有的人体活动都需要肌肉的力量。

肌肉类型

人体内共有三种肌肉，每种肌肉的功能不同。

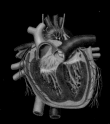

心肌只存在于心脏中，属于不随意肌，总是在人无意识的情况下发挥其功能。

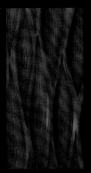

平滑肌由细长的无核细胞组成，表面极其光滑，它也因此得名。平滑肌也属于不随意肌，在人无意识的状态下发挥其功能，主要位于内脏器官中，例如动脉、胃与肠道。

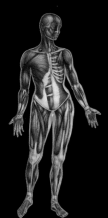

骨骼肌附着在骨骼上，帮助人体运动，属于随意肌，受人体指令发挥其功能。它们也叫做横纹肌，因为在显微镜下，会看到它表面有很多横纹。

肌肉的力量

骨骼肌能产生令人难以置信的力量，这种力量来自于组成肌肉的纤维，当纤维收缩时，便产生能量。当人体想要运动的时候，大脑便将信号发送给相关的肌肉，使其收缩。力量的大小取决于大脑发出的信号。

感受力量

肌肉借助肌腱附着于骨骼上。肌腱有一定的弹性。肌腱越过关节延伸到另一块骨头上。当肌肉收缩时，肌肉的牵引带动骨头的运动，它发挥着杠杆的作用，能增强肌肉力量。

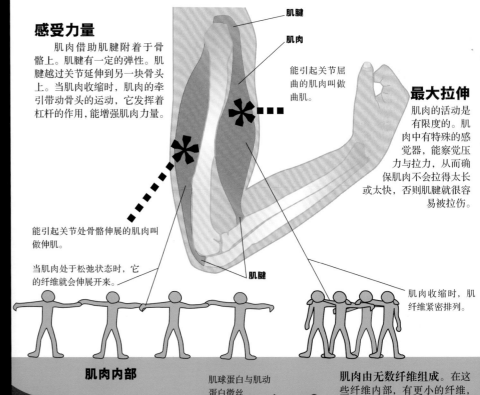

肌腱

肌肉

能引起关节屈曲的肌肉叫做曲肌。

最大拉伸

肌肉的活动是有限度的。肌肉中有特殊的感觉器，能察觉压力与拉力，从而确保肌肉不会拉得太长或太快，否则肌腱就很容易被拉伤。

能引起关节处骨骼伸展的肌肉叫做伸肌。

当肌肉处于松弛状态时，它的纤维就会伸展开来。

肌腱

肌肉收缩时，肌纤维紧密排列。

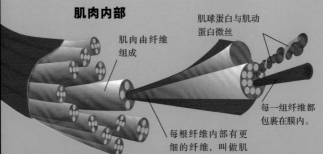

肌肉内部

肌肉由纤维组成

肌球蛋白与肌动蛋白微丝

每根纤维内部有更细的纤维，叫做肌原纤维。

每一组纤维都包裹在膜内。

肌肉由无数纤维组成。在这些纤维内部，有更小的纤维，叫做肌原纤维。所以肌肉的整个结构就好像一个电缆。最中心的是两个叫做肌球蛋白与肌动蛋白的微纤维（非常细的纤维），这两种微纤维相互紧靠。正是因为这样的结构才带动肌肉的收缩。

心肌是人体内最勤劳的肌肉

快与慢

构成肌肉的纤维分为两种,快收缩肌纤维与慢收缩肌纤维。每一块肌肉都由这两种纤维构成。在一个健康的人体内,这两种纤维各占一半。

来抓我吧!

快收缩肌纤维收缩很快,能产生很高的能量,但是也很容易疲劳,因而主要在短时间内剧烈的运动中发挥作用。

我喜欢散步。

慢收缩肌纤维比快收缩肌纤维要小,产生的能量也更少,因为它们收缩的速度要慢20%。然而,慢收缩肌纤维不容易疲劳,因而主要在长时间的慢速运动中发挥作用,例如散步与长跑。

团队协作

力量的产生是**相互作用**的结果,肌肉的工作也是如此。从纤维的相互连接到使人体的关节活动,肌肉的每一次运动都是团队协作的结果。但是肌肉只有拉力没有推力。

举重能使肌肉增长,因而,健身运动员的肌肉比普通人的大。

人体的脸部有30多块肌肉,使人能做出各种表情。

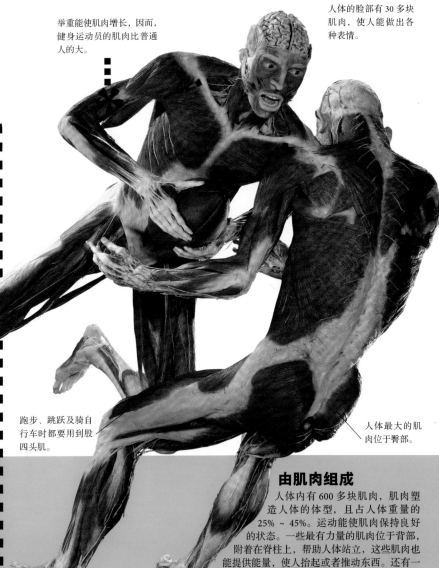

骨骼肌

所有的骨骼肌都是成对相互作用的,一块骨骼肌收缩,另一块骨骼肌就放松并变长。收缩的肌肉叫做主动肌,变长的肌肉叫做对抗肌。这些肌肉可根据关节的运动互换角色。

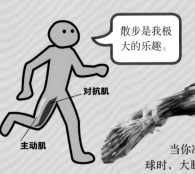

散步是我极大的乐趣。

对抗肌

主动肌

当你准备踢足球时,大腿后部的肌肉(主动肌)收缩,拉动小腿向后。

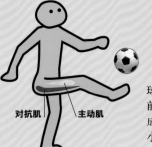

对抗肌　主动肌

当你用脚颠球的时候,大腿前面的肌肉会变成主动肌,拉动小腿向上。

跑步、跳跃及骑自行车时都要用到股四头肌。

人体最大的肌肉位于臀部。

由肌肉组成

人体内有600多块肌肉,肌肉塑造人体的体型,且占人体重量的25% ~ 45%。运动能使肌肉保持良好的状态。一些最有力量的肌肉位于背部,附着在脊柱上,帮助人体站立,这些肌肉也能提供能量,使人抬起或者推动东西。还有一些肌肉相互作用,使人做很多动作,例如拧东西或旋转。

在人的一生中,心肌会跳动25亿次。

活动你的身体

目前，我们都是从能量的产生、能量的控制以及能量转化为肌肉力量等方面来研究人体的运动的。**然而，人体的运动方式还有两种，线性运动与角运动。** 前者指的是诸如从 A 到 B 的运动，而角运动使线性运动成为可能。当运动发生时，关节起着很关键的作用。关节分为以下几种类型。

人体所有的关节通过共同工作完成各种运动，例如跳跃、跑步、身体平衡和静止站立。

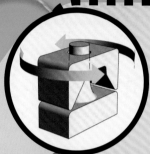

车轴关节 也叫做活动关节。这种关节能使一块骨头围绕着另一块骨头转动。例如人体颈部和前臂的关节。

球窝关节 处可以来回运动、转圈，而且可以朝向任何方向自由移动。人体臀部和肩部的关节就属于球窝关节。

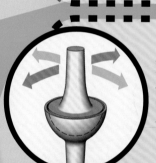

椭圆关节 能从前往后移动或从一边往另一边移动，但不能旋转。人体的腕关节与颌关节均属于椭圆关节。

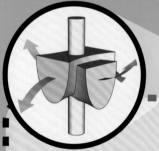

鞍形关节 只能上下和前后移动，不能像球窝关节一样转圈。在人体拇指的基部有鞍形关节。

铰链关节 令人吃惊的是铰链关节工作起来就像铰链一样，能向前向后移动。人体的膝盖与肘部的关节都属于铰链关节。

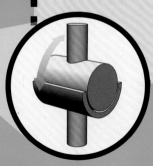

肌腱的力量

没有肌腱，关节和肌肉都无法工作。肌肉在拉紧的情况下很容易被撕裂。而肌腱将肌肉与骨头连接起来，肌腱比肌肉要更有力更有弹性，它们能产生一种有弹性的能量（想象一下拉长一根松紧带然后再松开）。这种弹性使肌腱承受牵引骨头并使骨头活动的力。

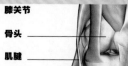

膝关节
骨头
肌腱
肌肉

线性运动 顾名思义，线性运动就是向前或向后的直线运动。我们可以用各种变量来衡量线性运动，例如路程、位移、速度、速率与加速度。

从字面意思上来看，**位移与路程**相似。但是位移指的是起点到终点的直线距离，而路程指的是运动轨迹的长短。

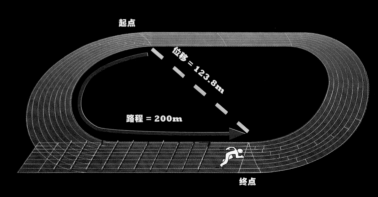

起点

位移 = 123.8m

路程 = 200m

终点

速度与速率也很容易让人混淆。用路程除以时间就可以计算出速度。而速率表示在同一个方向上物体运动的快慢。例如如果你以 20 千米每小时的速度绕圈奔跑，你的速度一直保持不变，但是速率却是一直在变化着的，因为你的方向一直在改变。

路程 ÷ 时间＝速度

加速度也很容易让人困惑，因为加速度并不止是加快速度，它同样可以表示方向的改变，甚至是减慢速度（若减速，我们则用负加速度来表示）。

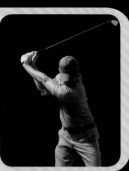

打高尔夫球的人挥杆击打球时，球棒就在加速。

动物	速度 km/h	加速度 m/s²	
人类	43.6	3.5	
狮子	80	9.5	
羚羊	80	4.5	
猎豹	104.5	10.2	
大象	40	0.4	

速度与加速度

这里列举了人类与一些奔跑速度快的动物的速度与加速度。速度用千米 / 时（Km/h）来表示，而加速度用米 / 平方秒（m/s²）来表示。所以通过上面的表，我们能看出人类的加速度为 3.5 m/s²，而狮子与猎豹的加速度则要大很多。同时它们的速度也远远比你快，所以你最好是离它们远一点。

地球引力

地球引力是宇宙中最重要的力量之一。在地球上它非常重要，因为就是有了它的存在，人们才不会漂浮到太空中去。作为一种力量，地球引力能影响人体的工作。千百年来，人体的系统已经适应了这种持久的力量。例如循环系统，可以利用肌肉与瓣膜使血液自上而下流动。地球引力也影响人体的运动。

首先，让我们来看看地球引力是如何对人体表现出吸引的。地球引力无处不在，使我们能够生存在地球上。通常情况下我们注意不到它。跳水是说明地球引力的一个很好的例子。

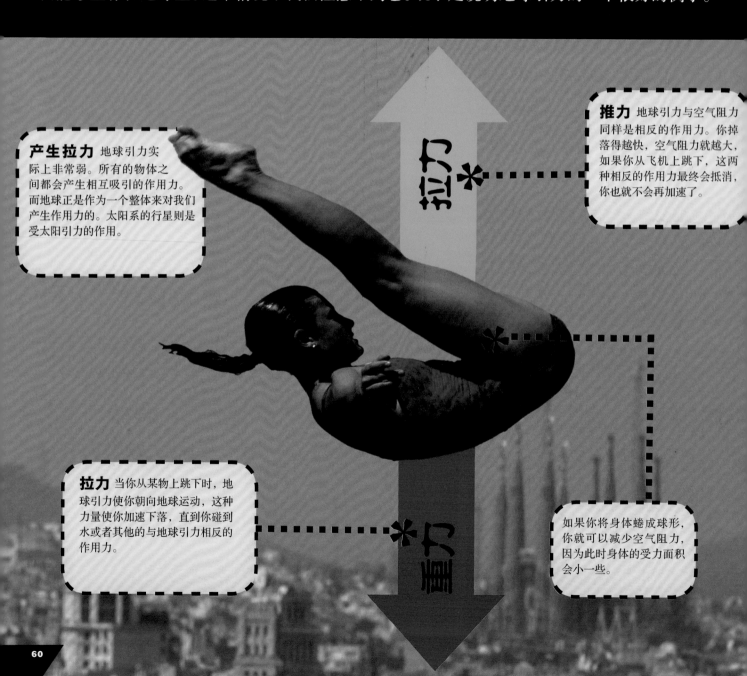

产生拉力 地球引力实际上非常弱。所有的物体之间都会产生相互吸引的作用力。而地球正是作为一个整体来对我们产生作用力的。太阳系的行星则是受太阳引力的作用。

推力 地球引力与空气阻力同样是相反的作用力。你掉落得越快，空气阻力就越大，如果你从飞机上跳下，这两种相反的作用力最终会抵消，你也就不会再加速了。

拉力

拉力 当你从某物上跳下时，地球引力使你朝向地球运动，这种力量使你加速下落，直到你碰到水或者其他的与地球引力相反的作用力。

如果你将身体蜷成球形，你就可以减少空气阻力，因为此时身体的受力面积会小一些。

重量

运动中的重心

我们知道了地球引力对物体表现出引力，而空气表现出阻力。那当我们想要运动的时候，地球引力又是如何阻止我们的呢？重力能对我们产生向下的拉力，这种力使我们有了重量。运动就是人体如何平衡重力，以保持不跌倒。这种平衡行为会受人体重心的影响。人体重心指人体各部分所受重力的合力点。为确保不摔倒，你必须保证你的重心位于支撑面内。例如，当你静静地站着，支撑面就是两脚的长度。如果向前倾得太多，你就会摔倒。

静静地站着

静静地站着就是要使你的重心位于稳定的支撑面内，可以通过增大两脚间的距离来增大支撑面。但是要小心哦，你的重心会前后左右地移动。两脚前后叉开的距离太远的话，你可能会摔倒。

支撑面

重心

当重心离开支撑面你就会摔倒

支撑面

跑步

奔跑中的每一步，尤其是在改变方向的时候，都会改变你的重心位置。我们平衡的能力来自于我们可以通过弯曲来适应。如果我们很僵硬，就像小汽车一样，重心就很容易落在支撑面以外，这样就容易摔倒。弯曲的能力使得人体有很强的平衡感与稳定感。例如重心前移可以帮助我们行走。现在你可以尝试一下，在家里向左沿着弯道跑步，你的身体是弯向哪一边呢？

支撑面

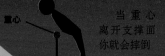

＝重心

跳台滑雪

设备可以帮助我们稳定身体。跳台滑雪员身体会向前倾，这样在斜坡的时候便能加速了。长长的滑雪板为滑雪员提供了一个长长的稳定的支撑面，这样他可前倾的范围比穿普通鞋子时要大很多。当他到达地面的时候，他依然保持双脚轻微叉开，这样他又获得了一个长长的稳定的支撑面。

支撑面

阿基米德定律

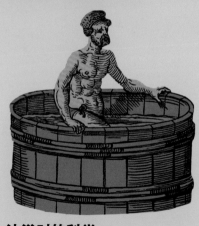

阿基米德跳出来跑到大街上大声喊道："优里卡！（我发现了！）"

沐浴时的科学

当伟大的希腊数学家阿基米德进入浴盆，他发现水位上升了。阿基米德发现了影响物体上升或下沉的并不仅仅是物体的重量，还有物体排开的水的重量。在阿基米德喊出"我发现了"的时候，他发现了浮力定律。

水中的力量

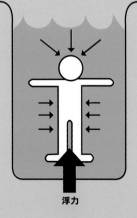

浮力

当物体潜入水中，周围的水便会从各个方向对其施加压力，这些压力会使物体向上浮。

浮力

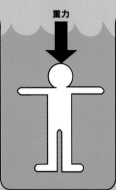

重力

重力

物体的质量受重力的影响。质量能反映该物体所含物体的量。受地球吸引而使物体产生的质量叫做重量。

水的力量

水的密度大于空气的密度，因而水的流动要比空气的流动困难一些。在水中，地球引力也不是唯一的力，还有一种就是浮力。是浮还是沉并不是由你来决定的。这得用 2000 年前发现的一个定律来解释。

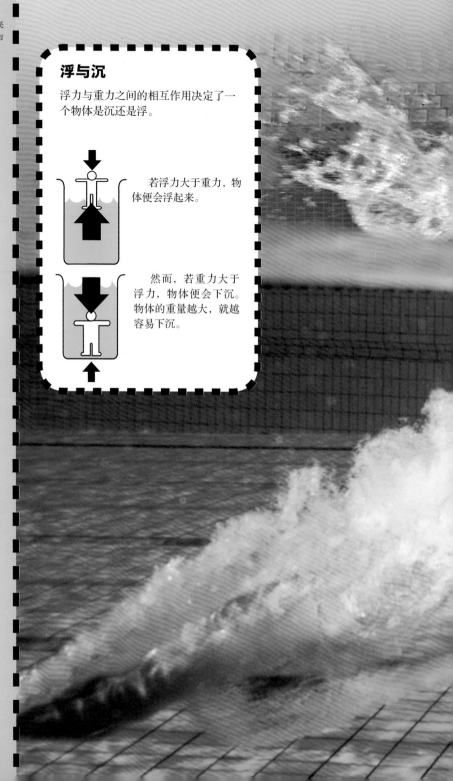

浮与沉

浮力与重力之间的相互作用决定了一个物体是沉还是浮。

若浮力大于重力，物体便会浮起来。

然而，若重力大于浮力，物体便会下沉。物体的重量越大，就越容易下沉。

并不是所有重的东西都会下沉。油轮能浮在水面上是因为它排开了大量的水，而且它的重量要小于排开的水的重量。所以重量与体积也会影响浮力。若油轮保持其重量，但是大小却跟独木舟一样，便会下沉，这是因为此时油轮的重量大于排开水的重量。

水阻力

就好比空气阻力一样，在水中也有阻力。水阻力也会阻碍你的活动，因此要在水中活动的话，你就得用足够的力来克服水阻力。试着在没过膝盖的水中行走，一定不像你在大街上行走那么容易。

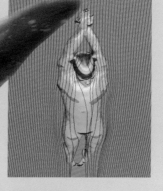

红色区域为游泳时受到阻力最大的区域，而深蓝色区域为游泳时受到阻力最小的区域。

鲨鱼技术

大鲨鱼是深海里的食肉动物，速度可达到110km/h。泳衣的制造商研究了鲨鱼的皮肤并发现了鲨鱼是如何克服水阻力的。

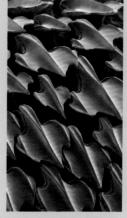

鲨鱼皮肤表面的褶皱使水形成一条条小渠，减少了水的阻力。

受鲨鱼皮肤的启发，泳衣生产商们在制作泳衣时，模仿了鲨鱼皮肤表面的结构。

像鲨鱼一样游泳
模仿鲨鱼皮肤表面的泳衣，减少了4%的水阻力。听起来减少的并不多，但却可能影响你在运动会中是拿金牌还是银牌。

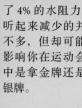

做好准备

橄榄球运动员的个头和体重都很大，但他们并不是笨拙的巨人。他们能以 32km/h 的速度扑到场地上。他们知道跑得越快，对方就越难触到他们手中的球，因此他们总能像强有力的攻城槌一样，用他们庞大的身体迎接对手的拦截。一旦球员之间发生碰撞，用质量乘以加速度就是这种相撞带来的冲击力的大小。所以质量与速度的双重作用产生的力量往往会压碎骨头，产生让人难以忍受的疼痛。

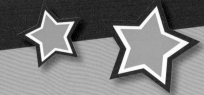

前锋会以平均960牛顿的

使质量为1 kg的物体得到1 m/s²加速度

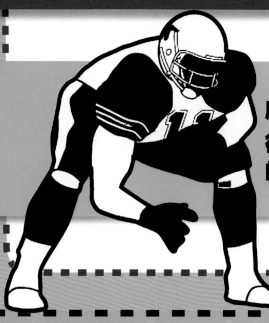

质量为 **160kg**

得到 **6m/s²** 的加速度

的力

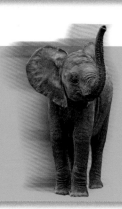

F = ma(体重越大,速度越快,产生的力就越大)

力 = 质量 x 加速度

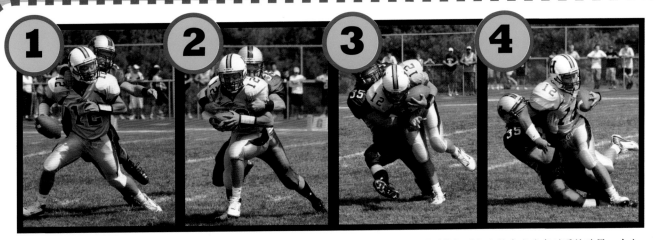

　　一个球员的动量越大，他停下来就越难。当对方球员拦截球时，他需要通过对对手施加反方向的力来改变对手的动量。力太大将会导致他们都被撞伤退出比赛。

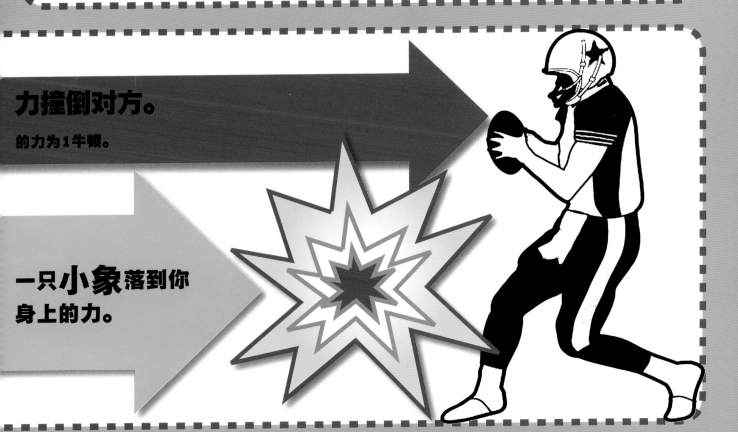

力撞倒对方。

的力为1牛顿。

一只**小象**落到你身上的力。

如何应对

大街上不再仅有行人、车辆和鸽子。一位有号召力的人创造了在大街上的另一种运动——跑酷。它是一种**现代运动**，诞生于 20 世纪 90 年代的法国，是街头运动的一种形式。参与者把墙体、楼梯、板凳以及阳台等当做障碍物或辅助，进行跑跳、翻越以及穿行。

运动前，若你没有做适当的热身运动，或你的肌肉过分松弛，就很容易拉伤或者扭伤。

过度的运动会损伤人体的减震器，从而引发关节炎或其他问题。

人体产生能量、运用能量与克服阻力的能力很神奇。**跑酷**能发挥人体的极限。通过跑、跳与翻跟头，人体会受到各方面的冲击力。所以跑跳之后落地时，人体受到的力是其重力的 10 倍。但是**这些力与能量都去哪儿了呢？**

冲击，咯咯作响的关节和滚动

落在水泥地上产生的冲击力会非常大。然而人体可用其自身的高效能的减震器来吸收这些压力。这种减震器就是膝盖。膝盖能克服的力的大小取决于膝盖是否弯曲、膝盖的柔韧度、落地表面的坡度与人体向前倾的角度。跳跃会对人体每个膝盖施加 408 千克的力。

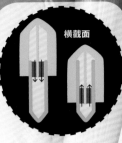

横截面

汽车减震器里充满了汽油，从弹簧吸收能量并输送至活塞。活塞会推动汽油，使汽车减速并将能量转化成热能。

骨头与肌肉

膝盖是人体最大的关节。由 4 根骨头组成，其中股骨是人体最大的骨头。骨头能克服压力，吸收部分冲击力。附着于骨头的肌肉也可吸收能量。股骨旁分布着两个大的肌肉群，即股四头肌与腘绳肌腱。股四头肌位于腿的前部，腘绳肌腱位于腿的后部。

股骨

韧带

骨头要发挥其功能，就必须很稳定，而稳固骨头的便是韧带。韧带由坚韧的纤维组成，把骨骼固定在一起。韧带非常坚韧，坚韧程度差不多是尼龙绳的 2 倍。不管人体怎么活动，它都能把关节固定在原位。

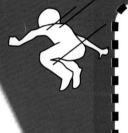

胫骨

在攀爬时，仅弯曲一下膝盖就会对膝关节产生 136 千克的力。

软骨

骨骼与骨骼相撞时，就会产生摩擦力。此时软骨便会产生作用。这些坚韧的平滑的组织分布于骨头的末端，使骨头能相互滑动。软骨同样能使肌腱与韧带附着于骨头上。软骨最大能承受 7 吨的力，能保护我们的骨头。软骨很有弹性，能缓冲对骨头造成的大多数冲力。

滑液

关节囊

膝关节也叫做滑膜关节。膝关节中有很多流动的润滑液，能为人体提供更好的保护。这些润滑液为关节提供营养，使关节保持健康，克服冲击力。穿合适的球鞋落地时最大能减少 20% 的冲击力。所以你想去街上跑的话，穿上能减震的鞋子要比穿普通的鞋子好得多。

韧带

感受压力

人体是一台适应性很强的机器，如果我们周围的生活环境及施加在人体上的力量和压强发生了变化，使我们的生存条件变得恶劣，人体依然能生存下去。下面让我们来看看高处与低处的极端力量。

太空

地球大气层以外的空间就是太空。太空是失重的环境，没有引力。一旦没有这种重要的力量，人体的系统、骨骼以及肌肉的工作也会变得很不一样。你不能再像在地球上那样自由活动你的胳膊与腿，而且它们的功能会变弱。所以当你返回地球的时候，会感觉头晕，且需要有人扶你从航天飞机上走下来。

穿着高科技的现代宇航服漂浮在太空中看起来很有趣，尤其是与周围粗糙的太空环境比起来。但是穿着宇航服并不那么舒适，待在宇航服中就好比站在一个非常高的山顶上，其实是非常不容易的。

高山反应

当你爬上一座山，气压会降低，这将导致高山反应。人出现高山反应时，开始会头痛，如果依然长时间处于高山上，头痛会加剧甚至引起死亡。治疗高山反应最好的办法就是走下山，并时不时地停一下，让人体适应周围的气压。

最高的山 世界上最高的山是珠穆朗玛峰。它的最高点距离海平面有 8844.43 米。没有人能在那儿生活，但是有很多人曾冒着生命危险成功登顶。在这个极端环境里，人体受到的力与在海平面时受到的力相比发生了巨大的改变。这与压力有关，准确地说是与气压有关。

深海

大海的波涛下其实是另外一种景象，这里的光很微弱。当上层的水的重力施加到人体时，人体内部的气体体积便会缩小，密度变大。往海面游时，这些气体又开始扩张。因此潜水员在上升时，必须放慢速度，且时不时地停一下。因为游得太快的话，就会得潜水减压症，这种病能致命。

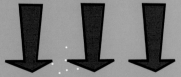

水的重量施加到人体上

潜得越深，压力越大，因为位于上方的水越多。

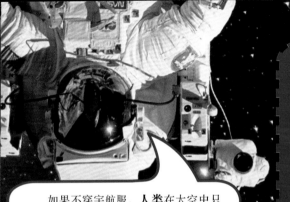

如果不穿宇航服，**人类**在太空中只能生存 15 秒。威胁生存的是低压、极端的温度和辐射。还有，不要屏住呼吸，否则肺会爆炸。

上下系统

在太空中，身体系统的工作与在地球上不同。我们来看看血液是如何在人体内流动的。在地球上，人体需要克服地球引力，尤其是在将血液输送至大脑的时候。而在太空中，没有地球引力，我们的循环系统并不适应这种情况，因此会有太多的血液被输送至大脑，而很少的血液输送至腿部。这就使宇航员有头重脚轻的感觉。

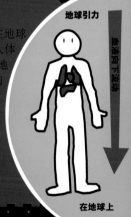
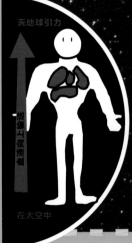

当我们离开海平面，施加于我们的压力就会改变，那我们的身体是如何对这些压力做出反应的呢？

低压

氧气 21%

氮气 78%

大气中气体的浓度保持不变。

海平面

高山

登上高山时，我们说空气变得稀薄了。事实上，珠穆朗玛峰峰顶的氧气浓度与海平面上的氧气浓度是一样的，不同的是大气压力。在人体肺部，氧气能进入血液就是因为血压与外界气压的差异造成的。差异越大，氧气就越容易流动。在高高的山顶，气压不像在海平面上那么大，所以进入人体血液的氧气也会少很多，所以即使做简单的动作都很困难，甚至都很难站稳。

人体的主要成分是水，因此即使在很深的水中，水压也不会将我们挤碎。然而，固体与气体会影响我们，所以潜到大于 100 米的深处是非常危险的。但是戴着呼吸罩的话，我们就可以潜到 320 米的深处。

关于潜水病

什么是潜水病？潜入深水中，高压会使人体内的气体收缩。当潜水员游至表面时，这些压缩的气体随着压力的减少又开始扩张，这样会在血液、组织与器官中产生气泡。根据气泡的位置不同，会引起头痛、头晕、四肢疼痛或肾衰竭。若不及时治疗，很容易致命。

增强体质

你想更强壮、速度更快、更灵活吗？把你的身体想象成一块空白的油画布，可以根据你自己的设计来描绘。人体能根据你所从事的运动而做适当的调整，不管是潜入深海、举重还是冲浪。

没有付出就没有收获

如果一个健身者做强度很大的锻炼，就会使细小的肌肉纤维拉伤。这种疼痛比较轻。而大的拉伤则会在锻炼后疼上一天或者两天。如果你曾经参加过长跑，便会知道这种感觉。

对肌肉组织造成损伤后，化学信号会发送至人体，使肌肉长出新的组织。

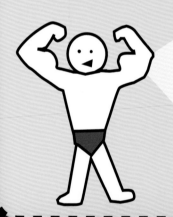

健身者必须保持好肌肉损伤与肌肉恢复之间的平衡。恢复时间很关键，因为正是在这段时间内，新的肌肉组织会长出来。

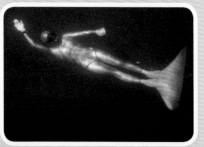

肺 自由潜泳者的肺活量能达到10升甚至更多，他们能比大多数人多吸入三分之一的空气，并通过吸入一次空气，再吸入一次空气的形式将空气都压入肺中。

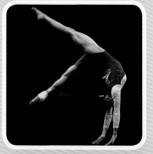

向后翻 奥运会上体操运动员的身体需要非常强壮与灵活。这种强壮与灵活让人难以置信。他们通过各种练习例如劈叉、高踢、向后翻等动作伸展肌腱与肌肉，并增加关节的活动度。

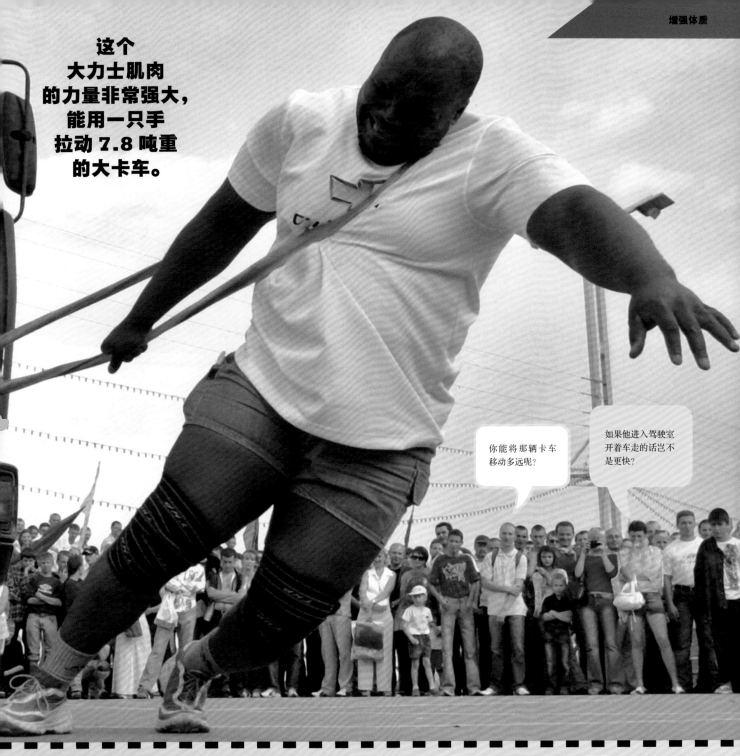

这个大力士肌肉的力量非常强大，能用一只手拉动 7.8 吨重的大卡车。

你能将那辆卡车移动多远呢？

如果他进入驾驶室开着车走的话岂不是更快？

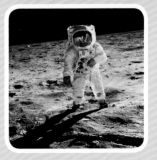

要么使用要么丢掉？ 宇航员在太空中并不需要用肌肉的力量来活动，因为没有重力。但是他们每天依然会锻炼两个多小时，否则肌肉就会慢慢萎缩。

运动的本质 有规律的运动会消耗脂肪，并改变你的体型。

 关节的灵活性 能帮助人体自由扭动与弯曲。

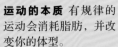 **肌肉力量** 能使人体保持较好的体型。

 骨密度 使人的骨头变得强壮。

 心脏的力量 强壮的心脏能保持人体的健康与活力。

 免疫系统 帮助人体防御病菌的入侵。

 大脑功能 大脑使思维更集中，反应更快。

 协调 帮助大脑与身体的动作协调得更好。

战斗中的人体

人体不断地受到细菌或病原体的入侵。这些细菌或病原体很微小，破坏力却很大。但是人体有很多保护措施，包括强有力的外壁层、化学报警系统以及像巨噬细胞这样的白细胞组成的强大的防御体系等。

人体表面有数百万细菌，这些细菌若进入人体会引起人体感染。皮肤上的死皮则可以阻挡细菌的入侵。

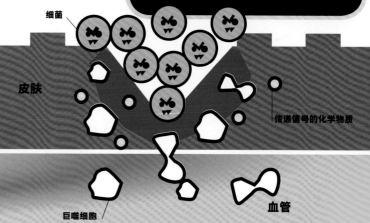

细菌

皮肤

传递信号的化学物质

巨噬细胞

血管

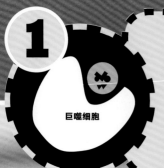

1

巨噬细胞

当细菌通过伤口进入人体，专门的皮肤细胞便发出化学信号，召来巨噬细胞，巨噬细胞会吃掉这些细菌并将它们带走。

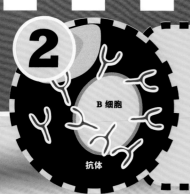

2

B 细胞

抗体

细菌会在人体内迅速繁殖。巨噬细胞将细菌带入B细胞。B细胞能产生抗体，它是抵御特定细菌的化学武器。

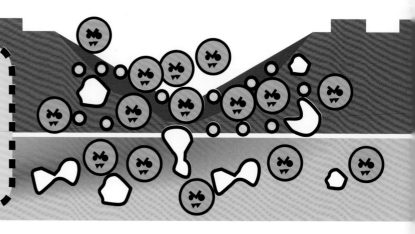

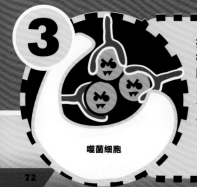

3

噬菌细胞

抗体通过血液流动到达被感染的部位，将细菌固定住，并向巨噬细胞与另一种噬菌细胞发出信号。巨噬细胞与噬菌细胞会将这些细菌清除。

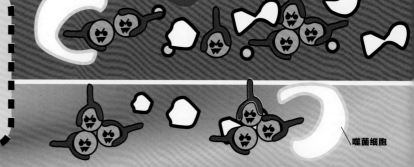

抗体

噬菌细胞

身体的入侵者

细菌过滤掉人体的营养，同时产生有毒物质。细菌的类型有以下三种：细菌、病毒与原生细胞。

细菌 是一种单核细胞微生物，有对人体有害的细菌，也有对人体有益的细菌。

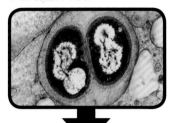

病毒 体积微小，寄生在细胞内，以复制的方式进行繁殖。

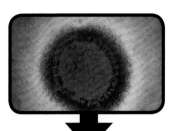

原生细胞 喜欢潮湿，为单核细胞微生物，能引起疟疾等疾病。

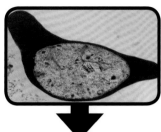

身体卫士

所有的白细胞都在骨髓里生成。当细菌攻击人体时，人体被感染的部位就会充血，这些血液中有很多白细胞。因而感染处的皮肤会发红、肿胀。

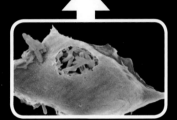

巨噬细胞 是一种噬菌细胞，能吞噬细菌并将细菌带入 B 细胞与 T 细胞内。

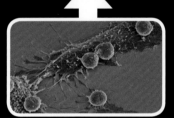

B 细胞与 T 细胞 也叫做 B 淋巴细胞与 T 淋巴细胞。它们能产生抗体，并向其他白细胞发送命令。

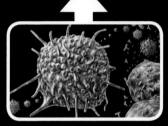

抗体 含有一种特殊的物质，能固定在某些特定的细菌上，使其失活。

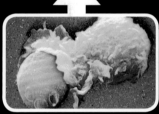

吞噬细胞 是一种白细胞，它们外面的膜将细菌包围并将其消灭。

内部防护

淋巴系统是人体抗感染的快速反应体系。淋巴结分布于全身，连接免疫应答中心，并产生 B 细胞与 T 细胞，这两种细胞会协调人体对感染做出的反应。白细胞能在血管与淋巴管间自由流动。

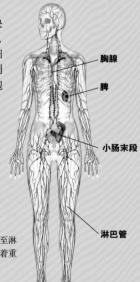

胸腺

脾

小肠末段

淋巴管

胸腺、脾与小肠末段器官连接至淋巴系统，它们在免疫反应中起着重要作用。

其他保护

人体会利用其他几种保护机制防御感染。洗手可以防御病菌的入侵。

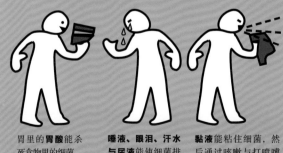

胃里的**胃酸**能杀死食物里的细菌。

唾液、眼泪、汗水与尿液能使细菌排出体外。

黏液能粘住细菌，然后通过咳嗽与打喷嚏将细菌排出体外。

是什么让你与众不同？

为什么有些人跑得像羚羊一样快，动作像猫一样敏捷，而其他人却很笨拙呢？我们经过练习和努力，能够获得惊人的身体技能，而一些极限是你永远无法达到的。这些极限是由从父母那儿继承的基因决定的。正是基因决定了你的与众不同。

DNA

基因以四字母代码的形式存储，排列在 DNA 分子的中间。DNA（脱氧核糖核酸）的形状像螺旋状的梯子。梯子的"梯级"分为四种类型，这些类型构成基因代码的四个字母：A、C、G 和 T。组成人体的基因代码有 30 亿个字母那么长，这些字母的数量足以形成 90 本《大不列颠百科全书》或一张充满数据的 CD。

基因

基因是执行特定工作的 DNA 片段。例如，基因中可能包含构成特定蛋白质的代码，也可能是某一长度的 DNA，用来打开或关闭其他基因。人体 DNA 中大约仅有 20000 种基因。在这些基因中，有很长的基因片段不能编码——我们将这种不能编码的 DNA 称作"垃圾DNA"，尚不清楚这些 DNA 是哪些蛋白质的编码。这些 DNA 也可能是在我们的身体中搭便车的病毒。

染色体

人体每个细胞都包含一套完整的基因代码。这就意味着数目惊人的 DNA 必须放置到微小的空间里，所以你的 DNA 是精心折叠的。DNA 先卷成线，线卷成绳，而绳继续卷曲，成为粗短的 X 形结构，即染色体。人体一共有 46 条染色体，其中 23 条染色体来自母亲，另外 23 条染色体来自父亲。

细胞

人体含有 100 万亿个细胞。每个细胞（少数细胞除外）都含有一套完整的染色体，共计 46 条。细胞随人体生长发生分裂，所有的 DNA 解开、复制，再结合成两个新细胞。

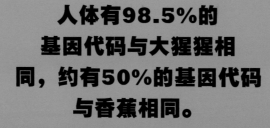

人体有98.5%的基因代码与大猩猩相同，约有50%的基因代码与香蕉相同。

归功于你的父母

你是卷发吗？有雀斑吗？你的腿很细吗？这些都归因于你的父母。你所有的身体特征都是由父母遗传给你的基因决定的。实际上，你遗传了两组基因，第一组是来自母亲 23 个染色体上的基因，而第二组是来自父亲 23 个染色体上的基因。如果你对你身体的某些部位不满意，那是你父母的错误，或者是你的爷爷奶奶的错误。

每个人都拥有的 46 个染色体中有两种很特殊，即性染色体。它们的形状就像字母 X 与字母 Y。你的妈妈的染色体组成是 XX，而你的爸爸的染色体组成是 XY。

> 我遗传了 X 基因！

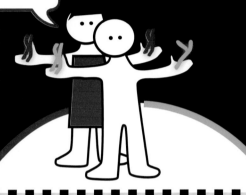

男孩还是女孩？

你的性别是由你体内的两个性染色体决定的。你从母亲那里得到了一个染色体，从父亲那里得到了一个。母亲只能遗传给你 X 染色体，而父亲可能遗传给你 X 染色体也可能遗传给你 Y 染色体。如果你从父亲那里遗传了 X 染色体，你就是女孩，如果遗传了 Y 染色体，就是男孩。这就得看运气了。

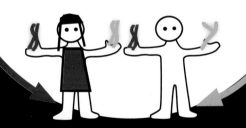

先天

从眼睛的颜色到身高，基因决定了你的很多特征。但基因并不是绝对掌握着你的特征。你可以通过饮食与锻炼改变身体的特征。你甚至可以学习一些新技能，例如游泳、

与

后天

滑冰。基因对精神上的特征有着很重要的影响，比如你的智力与性格。但是科学家们依然无法确定是基因（先天）还是经历（后天）对人体的作用更大一些。

你很独特

你遗传父母的染色体并不是简单的复制，每一个染色体都重组了祖父母染色体上的部分特征，这使得你有的基因非常独特（除非你有一个双胞胎姐妹或者兄弟）。从你的指纹与虹膜就能看出你的独特。

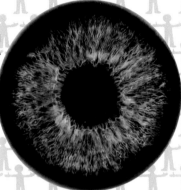

虹膜是瞳孔周围一环带颜色的肌肉纤维。

我在你的眼睛里看到了它

你的眼睛里带颜色的虹膜与你的指纹一样独特，多亏了它们独特的特征，能使虹膜扫描仪确认你的身份，虹膜扫描仪读取这些特征时，就像读取条形码一样。但是罪犯可以通过佩戴隐形眼镜躲过虹膜扫描仪的检查。

咬痕

你的牙齿与牙齿在物体上留下的咬痕也是独一无二的。法医学家有时候能通过咬痕确定罪犯的身份，但是这种方法并不是 100% 可靠。

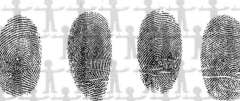

指纹

警察利用指纹抓罪犯的历史已经有一个多世纪了。最近，指纹扫描仪已经变得像笔记本电脑一样，虽然比较精巧，但是罪犯可以在手指上沾上假指纹，以骗过扫描仪的检查。

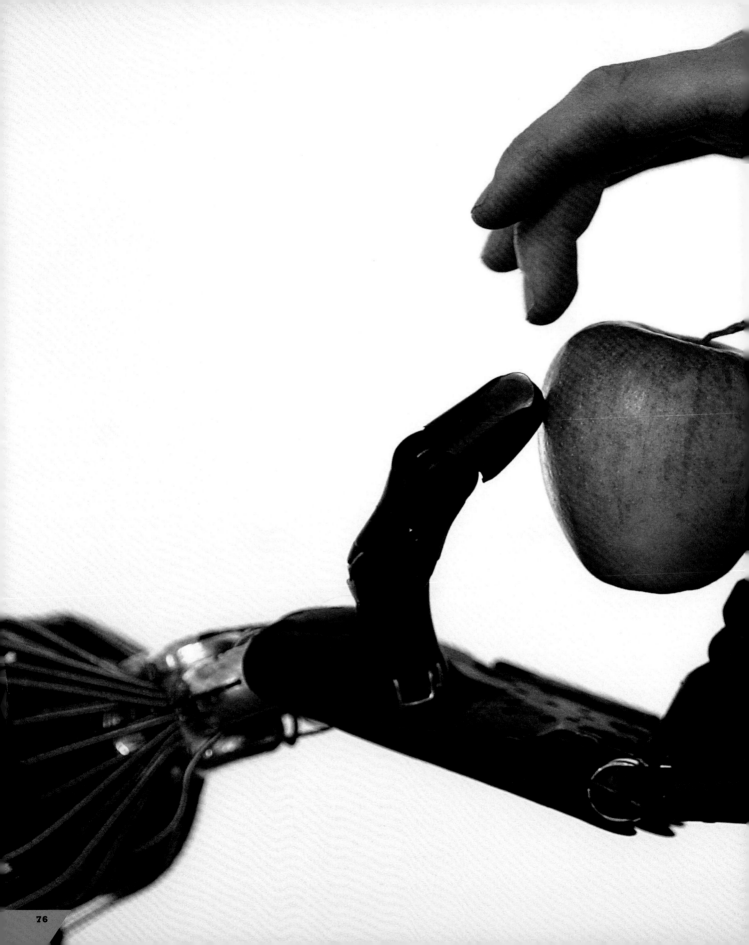

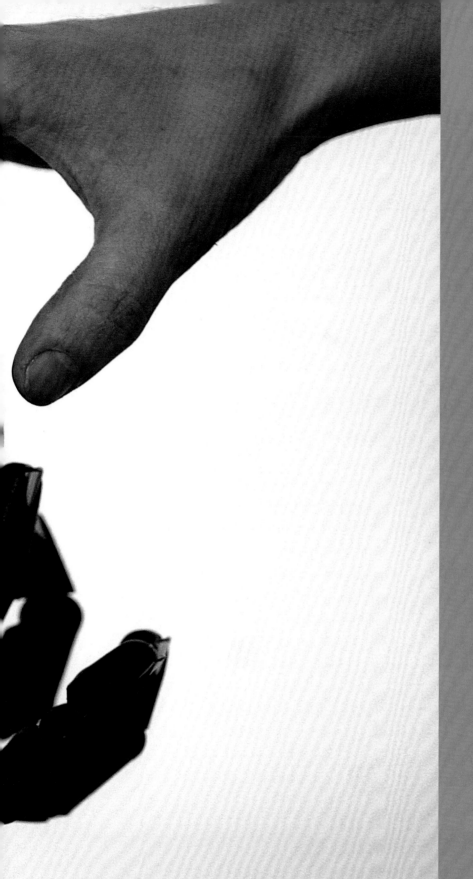

太棒了，你能为身体补充能量，控制身体并继续前进。世界在你的掌握中。那么，生命里还有什么呢？在我们前方，还有一个领域，那就是未来。

科学家们已经给予我们很多知识，我们知道如何健身，如何控制能量，如何塑造我们自己。那未来的科学能为我们带来什么呢？

现代科学发展迅速，微型集成电路片、纳米技术、遗传学都为未来的新发展提供了可能。

在接下来的章节里，我们将展望一下未来，看看科学家们今天在研究什么？又会对明天做出什么预言？从重建肢体到选择基因，让我们进入时光机器来解开这些奥秘吧。

未来

尸体学

当警方发现死尸，而死亡因素看起来可疑时，警方便召集法医学家寻找每条细微的线索。不管尸体的腐烂程度如何，法医学家总能从死尸中得出很多结论。而且，如果死亡原因是凶杀，那么法医学家搜集到的证据就能帮助警方查找杀人凶手。

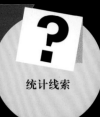

统计线索

犯罪现场

死亡调查的第一步是封锁犯罪现场，防止有人破坏证据。在移走尸体之前，对尸体拍照，然后在地面上用粉笔画出尸体轮廓。肢体的位置可说明受害者是否是被暴力击倒的，死前是在此处倒下还是被移到这里。法医学家梳理整个犯罪现场，获取最细微的线索：毛发、血迹、衣服纤维、指纹、脚印、掉落的物体（从子弹壳到玻璃碎片）。对每个证物装袋、贴标签，并将其带回实验室。

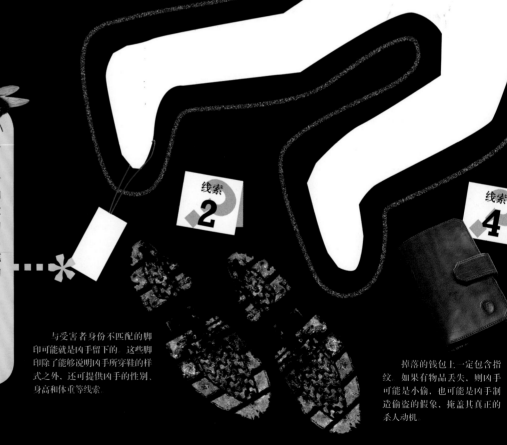

验尸

在可疑死亡事件发生后，经过专业培训的医生今召集病理学家验尸。他们对裸露的身体进行检查，看身体上是否存在伤痕或打斗的痕迹（如受损的指甲）。接下来切开尸体，检查各个器官看是否有受伤或患病的迹象，这些都能够说明死亡原因。如果尸体已腐烂，昆虫专家就查找侵入尸体内部的蛆及甲虫，这些动物能够说明尸体腐烂的时间。

线索 2

线索 4

与受害者身份不匹配的脚印可能就是凶手留下的，这些脚印除了能够说明凶手所穿鞋的样式之外，还可提供凶手的性别、身高和体重等线索

掉落的钱包上一定包含指纹。如果有物品丢失，则凶手可能是小偷，也可能是凶手制造偷盗的假象，掩盖其真正的杀人动机

警戒线，

线索 3

血液溅落的方向和形状可以揭示子弹飞行的路径或受害者受伤的类型。

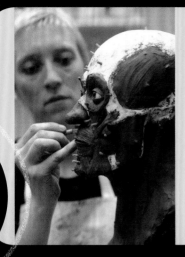

面部整形

人死后，尸体就会分解（腐烂）。眼睛、皮肤、肌肉等柔软的有肉部分腐烂、消失的速度很快，而骨头和牙齿持续的时间要长一些。即使仅有骨头和牙齿留下时，法医学家仍可得知死者的年龄、性别、身材和种族背景等信息。法医艺术家甚至可以利用头骨模型来再造人脸的形状和外观，重塑面部肌肉。这种技术称作面部整形，可帮助警方找到数十年前犯罪的凶手。这一技术甚至被用于古埃及的木乃伊修复上，用以揭示数千年前埃及人的面貌。

指纹

仔细观察指纹。手指皮肤上覆盖有纹路，这些纹路能够提高手的抓力，就像靴子或轮胎的花纹能够提高抓力一样。皮肤上细小的隆起部分是微观腺体，这些腺体能够隐藏油脂和汗渍，从而获取更大的抓力。当手指接触物体时，就会留下肉眼看不到的痕迹，这些痕迹是腺体分泌的油脂。法医学家利用一点儿灰尘就可以使痕迹显现出来，然后用胶带或相机记录下来。如果这些痕迹与嫌疑犯的指纹相符合，警方即可证实嫌疑犯曾出现在犯罪现场。

线索 1

指纹可以确认罪犯的身份。世界上任何两个人的指纹都是不同的，即使是双胞胎的指纹也不相同。

DNA 指纹

正如每个人的指纹不同一样，每个人的 DNA（携带基因的分子）也不同。在谋杀事件发生后，调查人员搜寻犯罪现场和受害者的尸体，寻找罪犯的体液，来获取 DNA 样本。DNA 甚至可以从毛发中提取。为使 DNA 成为"指纹"，法医学家将 DNA 分解成化学片段，然后让这些化学片段在凝胶上迁移，形成每个人特有的 DNA 指纹图谱型（双胞胎除外）。嫌疑人 DNA 匹配失误的几率低于百万分之一。

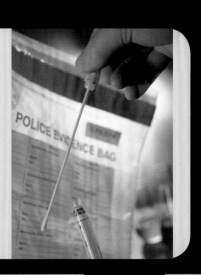

POLICE EVIDENCE BAG

多亏了 DNA 指纹，我不仅是一个睿智的侦探，还是一个天才。

禁止穿越！

再造人体

　　汽车在撞车或抛锚后需要修理时，很容易就能订购到备用件，但人体却非如此。我们的心脏、肝脏、胃只有一个，其他器官也只有一套。当人因受伤或疾病而使器官受到损伤而且这些器官无法修复时，人的寿命就会缩短。然而，在不远的将来，科学家也许能够找到再造

提取干细胞

　　干细胞可从人体的许多部位获得。"成人干细胞"只能再造有限范围的组织。

什么是干细胞？

　　干细胞是一种未分化的细胞，具有增殖能力，能够发育成许多其他类型的细胞。它们在人体中自然生成，可称为内置式修复系统。科学家希望能够利用干细胞这种能力再造整个器官，替换因疾病而受损的身体组织。但是，到目前为止，仅有一些简单的组织是由干细胞发育而成的。胚胎中的干细胞最有潜力，但在婴儿的脐带和成年人身体的部分组织中也含有这些有用的干细胞。

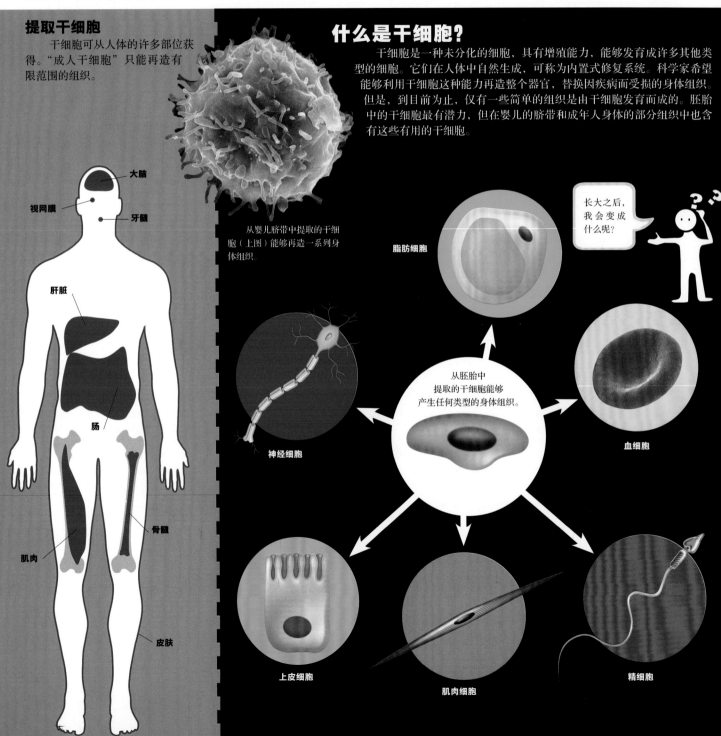

从婴儿脐带中提取的干细胞（上图）能够再造一系列身体组织。

大脑

视网膜

牙髓

肝脏

肠

骨髓

肌肉

皮肤

脂肪细胞

神经细胞

从胚胎中提取的干细胞能够产生任何类型的身体组织。

血细胞

上皮细胞

肌肉细胞

精细胞

长大之后，我会变成什么呢？

人体备用器官的方法。经过干细胞、克隆、基因工程方面的**研究**，科学家就能够**发明出大量的新型疗法**，可使人体在一生之中都能处于黄金时期。但这些研究还面临着一些**难题**。

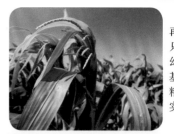

虽然基因再造人类还只能见于科幻小说，但基因再造的粮食却是现实。

澳大利亚修道士格雷戈·孟德尔在 19 世纪 50 年代首创了遗传学。

皮肤移植

即使未使用干细胞，科学家也能再造身体的某些组织。下图中的皮肤是从活的皮肤细胞中发育而来，然后移植到烧伤等伤口处，对伤口进行修复。

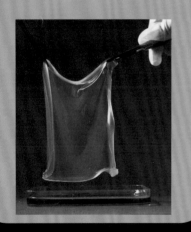

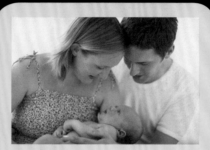

定制婴儿

有些科学家认为，有朝一日，我们可以利用基因技术，选择孩子的基因，还可以生育出"定制婴儿"。这些婴儿智商高、长相漂亮……但由于我们的基因在许多复杂的方面相互联系，所以这种技术未必会成为现实。

正方

科学家实施基因和干细胞方面的研究，并不是为了增强人类的体质，而是为了抗击疾病。经过研究，人们可以发现挽救生命的良药，还可以发现替换受损器官的新方法。

与

反方

但是，许多人认为，用胚胎进行实验是错误的做法，这些胚胎很可能会成为独立的个体。有些人还认为，通过改变基因来干扰自然也是错误的。

绵羊多莉是利用克隆技术培育的。她是世界上最著名的绵羊。

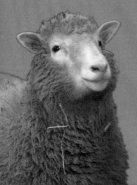

克隆

克隆已不是新鲜事。同卵双胞胎是天然的克隆产物，它们是由胚胎一分为二产生的，而许多动植物都能自我克隆产生后代。最近几年，科学家想出了人造克隆的方法，就是从一般的体细胞中取出细胞核，将细胞核移植到卵细胞中，然后对其进行电击，将其激活，这样就可以发育成胚胎。人们已利用克隆技术产生出基因相同的动物。但是，真正受益的可能是未来，科学家已想出如何用胚胎干细胞来再造整个器官。当一切成为可能时，医生就能从人体中取出任何细胞，将细胞转化为克隆胚胎，然后利用克隆胚胎细胞来再造人体器官，治疗疾病。

我们俩的 DNA 相同。

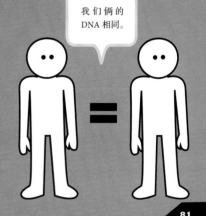

手术科学

幸运的是，我们生活在医学发达的时代。随着现代医学的发展，人们逐渐发现了许多修复和置换肢体的新方法，替换失去功能的器官，修复粉碎的骨头。外科医生能够重塑人的面庞和肢体，使人们比以前看上去更自然，或者使之与众不同，甚至可以将它们打造成艺术品。

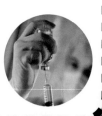

微创手术

在病人的身体上切一个小口，将相机和微型设备插入小口中。医生通过观察屏幕执行手术。

身体机制

外科医生是为人体提供服务的工程师。他们利用工具来切割病人的肢体并对其进行物理修复或整形。目前，可以利用遥控装置在感染最小的情况下，完成复杂的手术。在不远的将来，很有可能从病人自己的细胞中克隆出替换器官。

> 大脑手术似乎有些繁琐，但绝不像火箭科学那样复杂。

麻醉

有两种类型的麻醉术。局部麻醉可使身体的一部分失去知觉，而全身麻醉可使人的全身失去知觉。

杀菌

外科手术时必须防止病人发生感染。在执行手术之前，医生必须全面清洗消毒，穿上消过毒的手术衣，带上消过毒的口罩。手术设备要采用超声波、加热和消过毒的化学药品进行处理。

大脑固定

在做大脑手术时，需要将一片头骨移除，然后外科医生就能接触到大脑这个人体最复杂的器官了。有些大脑手术采用局部麻醉，这样医生就可以观察到病人的反应了。

器官移植

如果某人的器官失去功能，那么可以利用活体的器官或刚死去的人捐赠的器官进行移植、替换。在移植过程中，供体器官被包在冰中，手术中需要对接受移植者施用药物，以防止免疫系统对新器官产生排斥反应。

手术发展时间表

最早闻名的手术形式是钻孔（在人的头骨上钻孔）

拿破仑战争期间——第一次现代手术是由兼作理发师的外科医生实施的

詹姆斯·布兰德尔成功实施了第一次输血

氯仿等现代麻醉药物开始被应用在手术中

| 新石器时代 | 1796~1815 年 | 1818 年 | 19 世纪 40 年代 |

了不起的整形

有些人因受伤或疾病被严重毁容，整形手术使这些病人的生活发生了重大变化。伊莎贝尔·迪诺瓦尔受到了自己的拉布拉多犬的伤害，失去了嘴唇、下巴及大部分鼻子。她不能讲话，也不能进食。然而，2005 年 11 月，她接受了世界上第一次半脸移植手术。

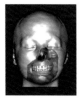
在移植之前，将受伤的组织从面部切除。

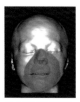
将血管连接到新的面孔上。

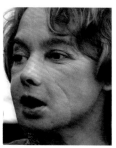
五个月过后，伊莎贝尔能够用自己的新嘴感知物体了。

极端的整形

有些人认为整形可以超出人体外形的限制。他们认为，人们在街上被路人注视的次数越多，效果就越好一些。美国土著居民丹尼斯·阿夫纳接受了一系列肢体手术，将他的外形转成了他的图腾动物——虎。

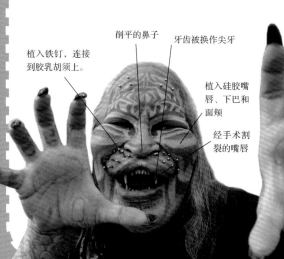

植入铁钉，连接到胶乳胡须上。

削平的鼻子

牙齿被换作尖牙

植入硅胶嘴唇、下巴和面颊

经手术割裂的嘴唇

人体漂亮吗？

许多人对自己的身体不满意，如今，越来越多的人选择进行美容手术来修复自己"不完美"的身体。

面部拉皮
（皱纹切除术）

外科医生通过拉紧前额的皮肤，使皱纹消失。医生沿发际线切开，将皮肤从面部脱离，然后将所有皮肤拉起，再使其愈合。

> 我想像布拉德·皮特一样帅……

双眼皮手术
（眼皮整形术）

眼皮手术是东亚最常见的一种美容整形手术。东亚有一半人是单眼皮，有些人认为双眼皮会更加迷人。

隆鼻
（鼻整形术）

有的人觉得塌鼻梁不漂亮。外科医生能够改变鼻子的形状，做法是在鼻孔内部做几个切口，然后重新塑造骨头或植入软骨。

吸脂术

该手术是在腹部皮肤处切开几个小孔，在小孔上插入细管。挪动细管分解脂肪，然后将脂肪吸入到细管中。

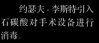
约瑟夫·李斯特引入石碳酸对手术设备进行消毒。

第一次对病人进行钻孔手术。

第一次成功的器官移植。

第一次在手术中使用机器人。

1867 年　　　　1910 年　　　　1954 年　　　　1985 年

重塑人体

当人体丧失某些功能时，利用科技，我们可以重建肢体。

刀刃上的运动员

　　运动员奥斯卡·皮斯托留斯对残疾和超能的概念很模糊。11岁的时候，奥斯卡双腿就被截肢，在安装上不可思议的假肢后，他被人们戏称为"刀刃上的运动员"。许多残奥会运动员都使用过这副被称作"奥索猎豹飞毛腿"的假肢。但奥斯卡又取得了新的突破，开始在正常人参加的运动会上角逐。这在许多同行运动员中产生了许多争议。飞毛腿使奥斯卡像许多正常人一样大踏步地奔跑，但是它们会给他带来不公平的优势吗？假肢比普通的血肉做的双腿更善于奔跑吗？让我们仔细分析一下这一技术。

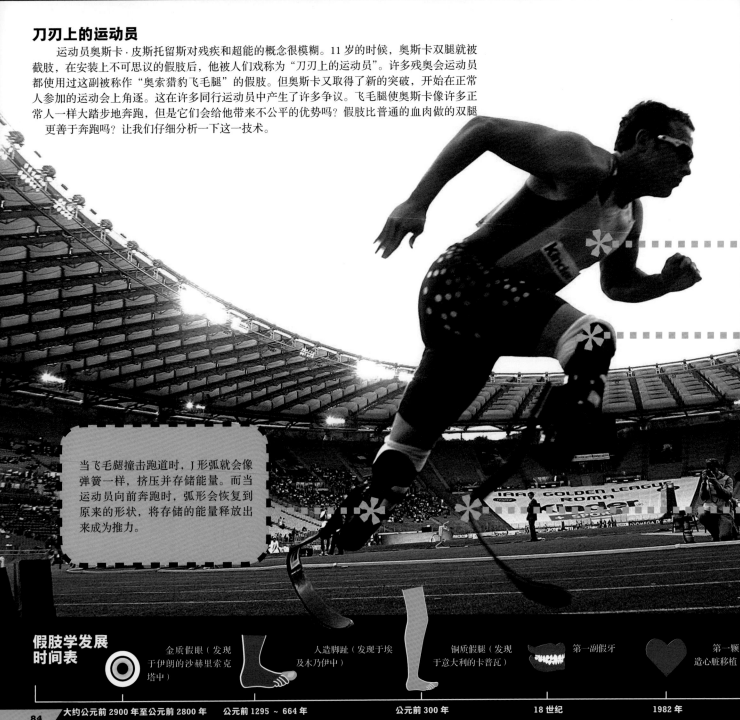

当飞毛腿撞击跑道时，J形弧就会像弹簧一样，挤压并存储储能量。而当运动员向前奔跑时，弧形会恢复到原来的形状，将存储的能量释放出来成为推力。

假肢学发展时间表

金质假眼（发现于伊朗的沙赫里索克塔中）	人造脚趾（发现于埃及木乃伊中）	铜质假腿（发现于意大利的卡普瓦）	第一副假牙	第一颗人造心脏移植
大约公元前2900年至公元前2800年	公元前1295～664年	公元前300年	18世纪	1982年

人体是结构复杂、功能强大的机器。但是，令人奇怪的是，它也很脆弱，很容易受到无法进行生物修复的损伤。我们利用前沿的科技，不断找到新的途径来重建肢体，将肌肉替换成发动机，将神经纤维替换成微型芯片。

对于"飞毛腿"是否比传统的肢体更具有优势的问题，我们不容易回答。运动员利用假肢奔跑时可以节省 25% 的能量。但是，"飞毛腿"的弹力效应只将 90% 的能量返给假肢，比真腿的推力要弱一些。

"飞毛腿"是由碳素纤维制成的。这种轻质材料具有很高的强度、耐久性和弹性。

"飞毛腿"还可作为减震器，减少对膝盖、臀部和腰部的冲击，这就意味着运动员的训练时间可以更长一些。

钢制心脏 在极端的情况下，可将人的心脏移除，换上机械泵，利用液压将血液输送到全身。在 7 个小时的手术中，心脏利用外部心肺机来维持生命。人工心脏是由外置和内置的电池来驱动的。

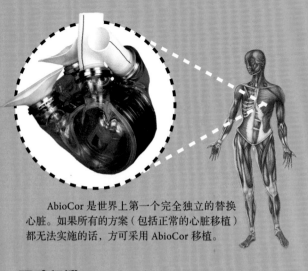

AbioCor 是世界上第一个完全独立的替换心脏。如果所有的方案（包括正常的心脏移植）都无法实施的话，方可采用 AbioCor 移植。

眼睛间谍 假眼通常称作玻璃眼，虽然大部分材料是丙烯酸。它们看上去像真眼，却不能产生视觉。但是，它们能够帮助人们成功进行社交活动，因为在社交活动中，视线接触发挥了重要作用。

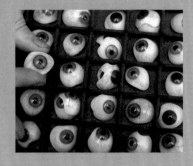

特制的假眼采用人工绘制的瞳孔，能够与病人的正常眼完美匹配。

仿生手臂 前美国海军陆战队队员克劳蒂亚·米歇尔在摩托车比赛中失去了手臂。她接受了一次手术，该手术将她胸部的神经末梢和人造手臂连在一起，从此，她成为世界上第一个存在于现实中的防生学女士。她能利用她的思想，用机械手臂操纵三台电动机。该手臂还能感知物体，并通过神经末梢向大脑发送信号。

 第一次面部移植手术

 第一个受大脑控制的仿生学手臂

 第一个仿生眼手术

2005 年　　　　2003 年　　　　2008 年

未来的感官

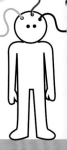

请接通我的新感官！

感官帮助我们看、触摸、听、尝及闻到周围的事物。但是，人类的感官有时也会发生差错，完全丧失功能，或是随年龄的增长而逐渐老化。不必为此而担忧，我们是足智多谋的生物，眼镜、助听器等外部设备可帮助我们克服视力和听觉缺陷。但是这些手段都已经过时了，科学能给我们带来更多的东西吗？让我们看看未来的感官是什么样的。

视觉设备

视觉是能量感觉。 眼睛捕获光波，将光波转化为电化学信号，然后由大脑进行解读。但是，有时人体不能准确地获取光波或者视神经不能传递正确的信息。

眼镜是使光波弯曲，使之到视网膜正确区域的外部透镜，借助眼镜人们就能看清事物了。有两种病症需要使用眼镜，即远视眼和近视眼。近视眼是晶状体过凸，光线汇聚在视网膜前方。远视眼恰恰相反，晶状体过平，光线汇聚在视网膜后方。这两种病症都会造成图像模糊。

达

隐形眼镜是另外一种眼镜，是更加精巧的视觉装置。但是，因为隐形眼镜必须贴在角膜上，其厚度或弧度有限，所以在极端情况下，框架眼镜是唯一选择。

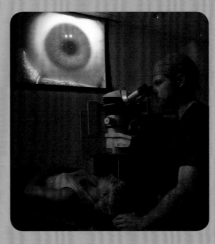

激光手术

随着近来科学技术的发展，激光折射手术产生了。该手术利用激光重塑晶状体，从而使进入视线的光波准确汇聚在视网膜上。然而，这种手术不稳定，而且需要采取多项治疗措施。手术进行中，病人是醒着的。但是不必担心，病人在手术前要进行局部麻醉。

未来的视觉

随着对大脑了解范围的扩大， 我们已经能够帮助感觉器官了。那怎样帮助呢？好，下面我们来解释一下外部光波。如果将感觉适应植入大脑中，我们甚至可以治疗失明。

视频眼镜

眼镜的未来发展就在于此。村伯利（Dobelle）假眼是一种视频眼镜，将视频相机安装在眼镜上，并与植入大脑的电极相连接。这些设备可使病人看到对比色背景上的图形、大字母及数字的轮廓。

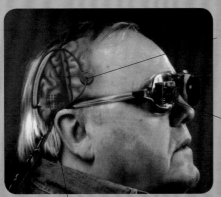

植入大脑

视频相机

电极

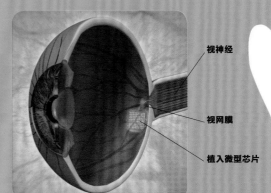

视神经

视网膜

植入微型芯片

芯片与视觉

如果你不希望戴着一副大型视频眼镜四处走动，则可选择植入视网膜微型芯片。虽然这种眼镜还在研发之中，但是它和视网膜上光敏细胞的工作方式是相同的，能够读取进入的光波，并借助视神经将信号传送给大脑。

什么？我没听清！

视觉能够选择，那听觉能够选择吗？ 听觉也是一种能量感觉，视觉能够选择，很容易受疾病伤害。损伤、疾病和年迈都会影响人们读取和传递声波的能力。不必担心，我们听说过多种解决方案。

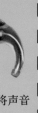

空气传导助听器装在耳朵顶部，将细小的塑料管插入耳中。助听器能够捕捉并放大声波。这种设备已经使用了很多年，其工作方式和传统的喇叭状助听器相同，能将声音汇聚在耳膜上。

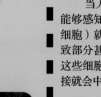

接收器

声波

传声器

耳蜗

仿生耳

仿生耳实际上就是耳蜗的移植，它的工作方式和一般的助听器不同。仿生耳不是放大声波，而是传输、模拟耳蜗中发挥作用的声细胞和发声神经。外部麦克风将电脉冲直接传送到耳蜗。仿生耳能够帮助耳聋患者在安静的屋子里听到声音，清楚地了解演讲内容。

外部传声器借助磁铁和内部接收器连接在一起。

听觉老化

当人类步入老年时，内耳中能够感知到声音的细胞（称做毛细胞）就会老化、死亡。这会导致部分甚至全部耳聋。如果没有这些细胞，耳朵和大脑之间的连接就会中断。

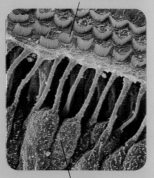

探测声音的纤毛

毛细胞

耳内助听器

耳内助听器是一种更加隐蔽、体积更小的设备。它们的工作原理相同，即捕捉、放大声波。某些人希望获得一定的声音频率，耳内助听器还能根据佩戴者的个人需求准确调节。

虚拟实境

所有感官的未来是虚拟实境机器。电脑公司已很少提及关于声觉、视觉、嗅觉甚至触觉的全新游戏体验的开发计划了。但是虚拟实境是否成为被人遗忘的梦想呢？在网络时代，人们不必去排长长的队伍，就能在网上买到更多的商品，所以电脑公司不再考虑游戏，而转向"虚拟接触"设备，让消费者"接触到"要买的商品。急救服务和军队中已使用虚拟实境模拟器，在危急情形（恐怖袭击和自然灾害等）下训练员工。

虚拟实境游戏已研发了几十年，但没有在商店销售。

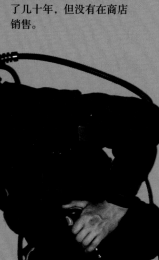

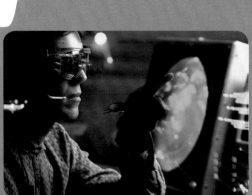

空中交通指挥塔利用虚拟实境帮助控制者观测迎面而来的飞机的飞行轨迹。

微观医学

未来医学中探究性手术会不断减少，而针对个体细胞的疗法将不断增加。利用纳米材料和微型技术，许多伤痛和疾病都可以在人体内部治疗。

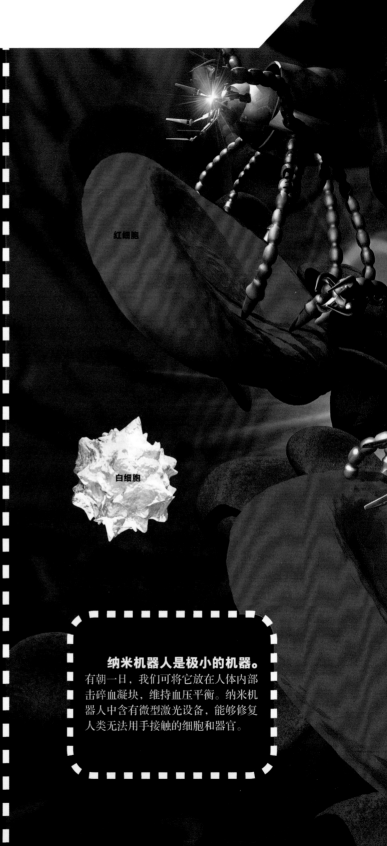

红细胞

白细胞

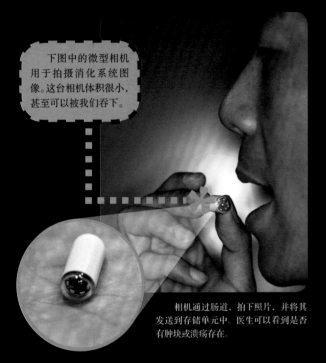

下图中的微型相机用于拍摄消化系统图像。这台相机体积很小，甚至可以被我们吞下。

相机通过肠道，拍下照片，并将其发送到存储单元中。医生可以看到是否有肿块或溃疡存在。

金纳米壳是极小的金质球体，可对红外线做出反应。科学家一直使用金纳米壳来杀死肿块。金纳米壳聚集在癌细胞中，当有红外线照射时，金纳米壳就会加热，进而杀死癌细胞，但不会损伤健康的细胞。

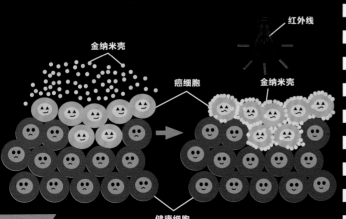

红外线

金纳米壳

癌细胞

金纳米壳

健康细胞

纳米机器人是极小的机器。 有朝一日，我们可将它放在人体内部击碎血凝块，维持血压平衡。纳米机器人中含有微型激光设备，能够修复人类无法用手接触的细胞和器官。

皮肤下方

　　微型技术和纳米技术非常微小，用肉眼无法识别，但它们在处理人体内部的细胞和分子方面非常强大。

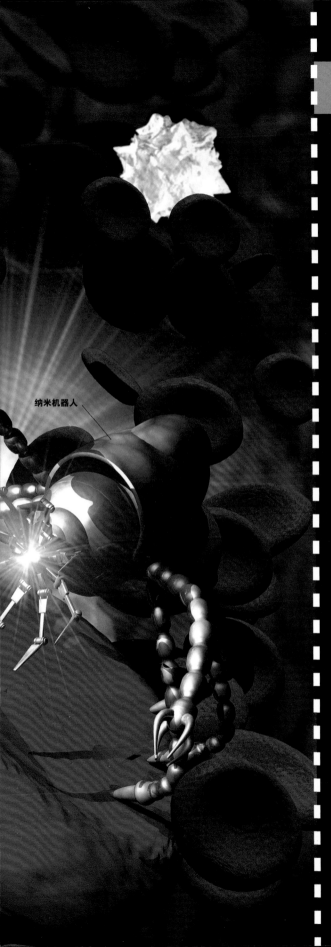

纳米机器人

　　右图正在借助体细胞对**微观芯片**进行试验，以查看该芯片是否会做出反应。此类芯片是用于控制身体许多部位（如大脑、眼睛）的植入式设备，从而恢复人体丧失的功能。

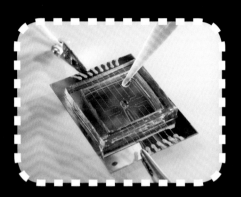

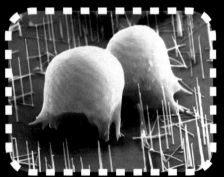

干细胞生长在纳米线上，纳米线可以传递电信号。电信号指挥干细胞如何发育，从而使其生长成为神经元、心脏细胞或其他用于修复受损器官的特定细胞。

银纳米颗粒用在绷带上，帮助伤口愈合。银具有杀菌作用，微小颗粒能够穿透伤口，防止伤口受到严重感染。

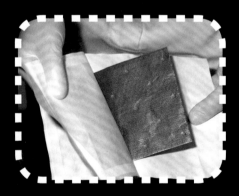

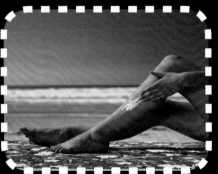

防晒霜及其他化妆品通常使用能够穿透皮肤顶层的纳米颗粒。一些科学家开始担心这些纳米颗粒可能会进入血液，从而导致组织损伤。

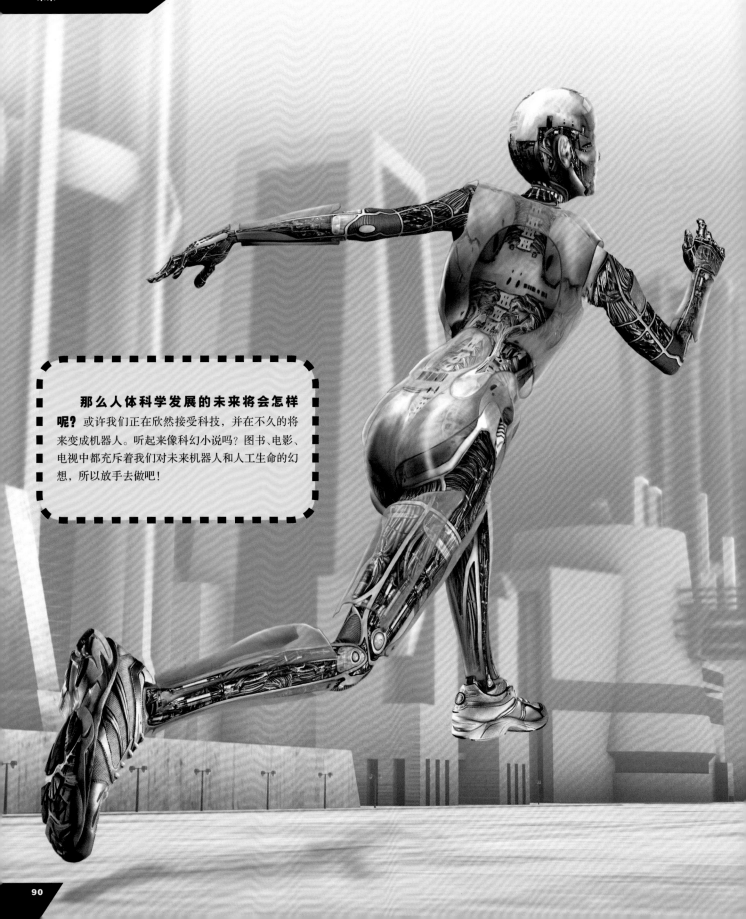

那么人体科学发展的未来将会怎样呢？或许我们正在欣然接受科技，并在不久的将来变成机器人。听起来像科幻小说吗？图书、电影、电视中都充斥着我们对未来机器人和人工生命的幻想，所以放手去做吧！

词汇表

ATP（三磷酸腺苷）
细胞用来制造能量的化学分子。

DNA（脱氧核糖核酸）
包含基因（生命蓝图）的分子。

氨基酸
所有蛋白质的基本组成单元。

哺乳动物
用乳汁哺育后代的热血动物。

磁共振成像（MRI）
利用磁共振现象扫描人体某一层面图像的诊断技术。

雌激素
女性性激素。

次原子粒子
组成原子的粒子。

弹性
物质伸展后返回到原来状态的能力。

等离子体
气体作为带电颗粒存在的第四种物态。

电子
绕原子核旋转的带负电的粒子。

动量
与物体质量和速度相关的物理量。

动脉
运载富氧血液的血管。

对抗肌
指的是在关节运动中收缩的肌肉。

耳蜗
内耳中形似蜗牛、充满液体的器官，能够传递声波。

二氧化碳（CO_2）
人体呼吸时产生的废气。

仿生学
模仿生物建造技术装置的科学。

放射
不稳定的原子分裂的过程，该分裂过程释放能量。

肺泡
肺部的微小液囊，氧气通过肺泡进入血液，二氧化碳则通过肺泡从血液中释放出。

分子
利用化学键结合的、至少由两个原子组成的结构。

浮力
对浸泡在液体中的物体产生的向上的力。

睾酮
男性性激素。

光合作用
植物利用太阳光将二氧化碳和水转化成碳水化合物和氧气的过程。

脑

核
原子或细胞密集的中心部分。

虹膜
位于眼部瞳孔四周的有色、环状肌肉组织。

化石燃料
历经数百万年，由动植物残骸形成的燃料。

激素
控制生长和繁殖等人体功能的化学物质。

肌动蛋白
肌纤维的组成部分之一，在肌肉收缩中发挥重要作用。

肌球蛋白
肌纤维的组成结构，能使肌肉收缩。

基因
遗传物质的基本单位。

激光
单一波长的强光。

加速度
指的是速度的变化量。当物体加速、减速或向其他方向运动时，都会产生加速度。

假肢学
研究义肢制造的医学分支。

进化
生物在漫长时间内的逐步演化过程。

晶状体
眼中将光线汇聚到视网膜上的部分。

痉挛
令人感到疼痛的肌肉抽搐。

抗体
能定位并标记特定细菌的具有免疫功能的球蛋白。

扩散
物质从高密度区域向低密度区域的运动。

力
使物体运动或静止的推力或拉力。

毛细血管
静脉及动脉分支而成的微小血管。

密度
物质颗粒紧密结合的程度。

脑干
大脑的基本核心部分，控制呼吸、心跳等功能。

溶液浓度
溶液中溶质的含量。

膀胱
储尿器官。

胚胎
早期发育阶段的生物体。

气味
人体能以嗅觉感知的弥漫在空气中的分子物质。

气压
空气作用于地球表面的压力。施加作用的空气越多，产生的气压值就越高。

器官
协同工作完成同一任务的细胞和组织的集合。

燃料
产生能量的物质。

润滑作用
降低两个接触面之间的摩擦力。

杀菌
清洗、消毒，预防感染。

神经传导介质
促使神经信号沿神经细胞之间的微小间隙传导的化学物质。

肾上腺
位于肾脏顶部的腺体，能够产生肾上腺素。

肾上腺素
释放到血液中的激素，能对压力和威胁做出反应。

渗透作用
水分透过薄膜从高浓度区域流向低浓度区域的运动。

视网膜
位于眼的后部、光波汇聚处的光敏组织。

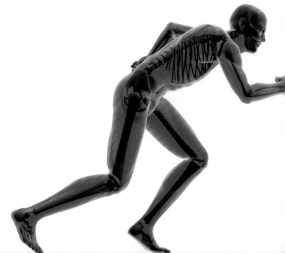

微型芯片
硅材料制成的计算机组件，芯片上蚀刻有微型电子线路。

胃液
胃分泌的液体，用于分解食物。

温度
物体的冷热程度。

无脊椎动物
没有脊椎的动物。

细胞膜
细胞表面的薄膜。

细菌
一种单细胞微生物，对人体而言，可分为有害菌和有益菌。

纤毛
位于鼻腔和肺中的发状微小细胞。

新陈代谢
发生在人体内的所有化学反应。

血浆
血液中无色的液体成分，不含任何细胞。

厌氧
用来描述一个不需要氧气即能产生能量的化学过程。

营养
人体生存和发育所需要的物质。

原动肌
直接参与完成动作的肌群。

引力
物质之间存在的相互吸引的力。

有氧
用来描述一个需要氧气产生能量的化学过程。

藻类
借助光合作用产生能量的微小的植物类生物。

黏度
液体的黏滞程度。

质子
所有原子的原子核中均包含的带正电的粒子。

重力
在地球上，重力可将我们拉回地面。

椎骨
构成脊椎的小型骨头。

组织
共同合作完成同一任务的细胞的集合。

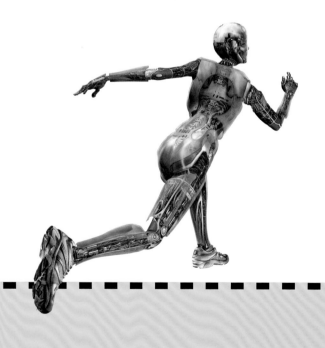

呼吸系统

人体需要持续的氧气供应，一个人一天大约呼吸 20000 次。呼吸系统将氧气吸入肺内壁四周的血液中，并将二氧化碳作为废物排出。肺和呼吸道构成呼吸系统。

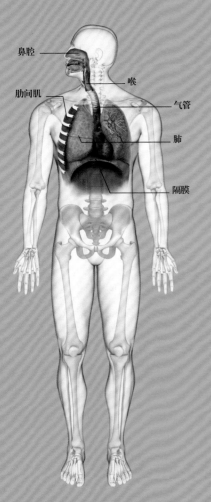

器官列表

- 鼻腔
- 肋间肌
- 喉
- 气管
- 肺
- 隔膜

心血管系统

心血管系统持续不断地工作，向细胞供应食物和氧气，并将废物排出体外，从而实现抗感染、维持生存的目的。心血管系统沿血管这条运输管道输送氧气等物质。下图中，红色部分为动脉，蓝色部分为静脉。

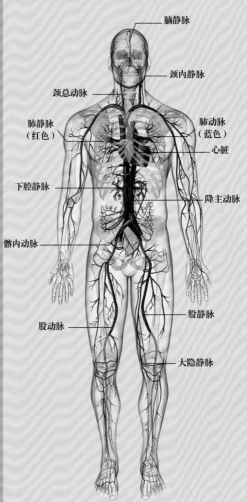

器官列表

- 脑静脉
- 颈总动脉
- 颈内静脉
- 心脏
- 肺动脉与肺静脉
- 下腔静脉
- 降主动脉
- 髂内动脉
- 股动脉与股静脉
- 大隐静脉
- 血液

神经系统

神经系统是整个人体的控制机构，由大脑、脊髓和神经组成。神经系统携带有称作神经脉冲的高速电信号，神经脉冲遍布全身。该系统可保证人体在无意识的情况下做出呼吸动作，以及执行上百个其他基本任务。

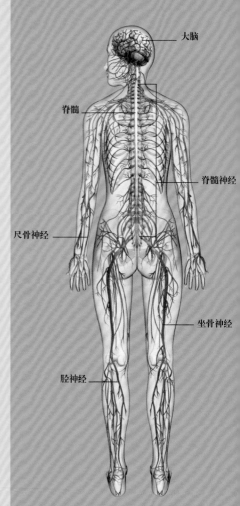

器官列表

- 大脑
- 脊髓
- 脊髓神经
- 尺骨神经
- 坐骨神经
- 胫神经

内分泌系统

内分泌系统或激素系统是一种缓慢的控制系统。该系统由内分泌腺组成，将激素的化学物质释放到血液中。它们针对特定的细胞和组织来改变其活动。激素控制生长和生殖。

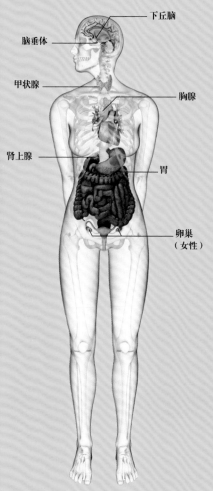

下丘脑
脑垂体
甲状腺
胸腺
肾上腺
胃
卵巢（女性）

器官列表

- 下丘脑
- 脑垂体
- 甲状腺
- 胸腺
- 肾上腺
- 胃
- 卵巢（女性）
- 睾丸（男性）

消化系统

食物在为人体细胞提供能量，并为人体的修复和成长提供基本物质方面发挥了重要作用。人体细胞在利用食物之前，必须先将食物转化为简单的物质。这些工作都是由消化系统来完成的。消化系统将食物分解成糖、脂肪及其他可被血液吸收的简单物质。

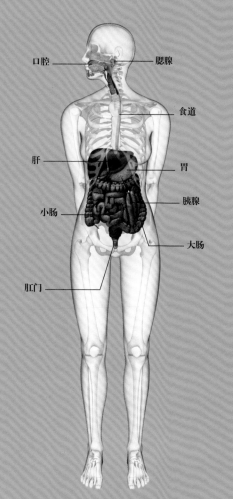

口腔
腮腺
食道
肝
胃
胰腺
小肠
大肠
肛门

器官列表

- 口腔
- 腮腺
- 食道
- 肝
- 胃
- 胰腺
- 小肠
- 大肠
- 肛门

淋巴免疫系统

淋巴免疫系统协同工作，帮助人体抵御感染。淋巴免疫系统识别、锁定并消灭可能会使人体染病的细菌。除此之外，淋巴系统还能收集进入细胞组织的过剩液体，并将液体送回血液中。

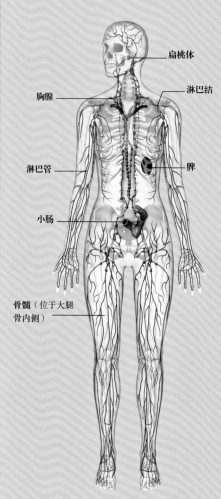

扁桃体
淋巴结
胸腺
淋巴管
脾
小肠
骨髓（位于大腿骨内侧）

器官列表

- 扁桃体
- 淋巴结
- 胸腺
- 脾
- 小肠
- 骨髓
- 淋巴管
- 血液（白细胞）

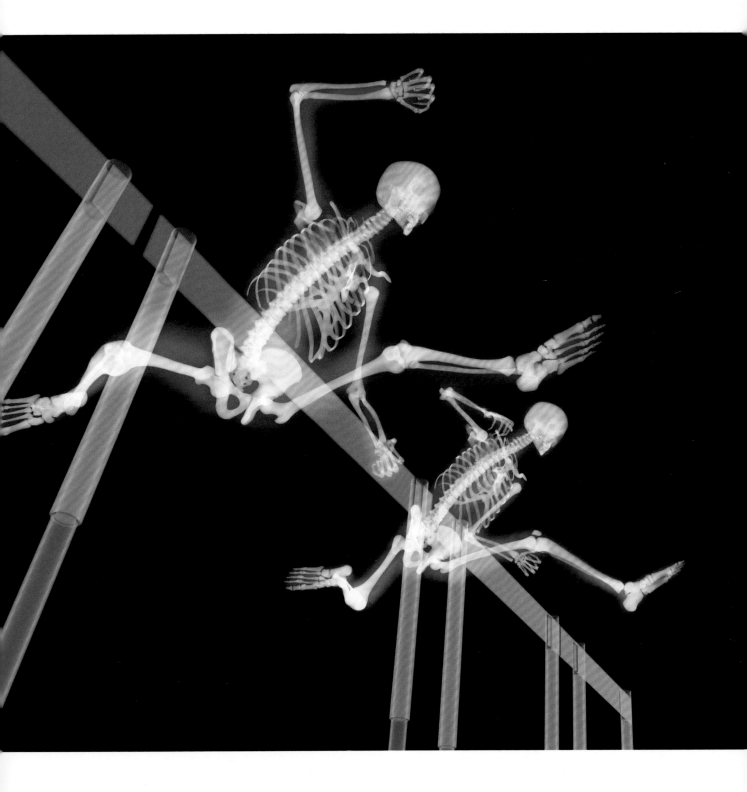